DR. MED. PETRA BRACHT
ROLAND LIEBSCHER-BRACHT
Rolle dich schmerzfrei

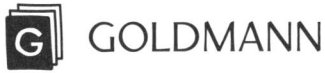

Buch

Über 90 Prozent der Schmerzen können erfolgreich behandelt werden, ohne Medikamente oder OP. Zu diesem Ergebnis kommen die Ärztin Dr. Petra Bracht, und der Schmerzspezialist Roland Liebscher-Bracht. Die Praxis ihrer erfolgreichen Liebscher & Bracht-Methode gibt ihnen Recht. In diesem Buch bieten sie mithilfe von Rollmassage und gezielten Dehnkräftigungsübungen einen Weg der Selbsttherapie an. Begleitet durch einen exklusiven Online-Video-Bereich lernen Sie Schritt für Schritt verschiedene Übungen kennen. Von zentraler Bedeutung sind die Muskeln und der elastische Teil des Bindegewebes (Faszien). Mithilfe der hier gezeigten Liebscher & Bracht Übungen® werden diese so gedehnt und gleichzeitig gekräftigt, dass die Schmerzen oft verschwinden. In der Praxis wenden Zertifizierte Liebscher & Bracht-Therapeuten die Osteopressur an, die manualtherapeutische Behandlungstechnik. Die im Buch vorgestellte vereinfachte Rollmassage wiederum bietet Ihnen die Möglichkeit, alleine oder zu zweit, im häuslichen Umfeld ergänzend zu den Übungen aktiv zu werden.

Autoren

Die Bestsellerautoren **Dr. med. Petra Bracht** und **Roland Liebscher-Bracht** begründeten gemeinsam die erfolgreiche Schmerztherapie und Selbsthilfe-Methode nach Liebscher & Bracht. Sie benötigt keine Operationen, Schmerzmittel oder andere Medikamente und begleitet seit vielen Jahren unzählige Patienten in ein Leben ohne Schmerzen. Petra, Ärztin für Allgemeinmedizin und Naturheilkunde, ist renommierte Ernährungsmedizinerin. Ihr Mann Roland, der Wirtschaftsingenieurwesen studierte und passionierter Kampfsportler ist, entwickelte sich vom Bewegungs- zum Schmerzspezialisten. Sie schufen ein Behandlungssystem, dessen Herzstück die Liebscher & Bracht Übungen® zur selbstständigen Anwendung sind. Ergänzt werden diese Dehn- und Kräftigungsübungen durch eine spezielle Manualtherapie, die Osteopressur, sowie regenerierende Faszien-Rollmassagen für alle Körperbereiche. In vielen Fällen kann dadurch eine häufige Schmerzursache beseitigt werden: Fehlspannungen in Muskeln und Faszien.
Petra leitet das Liebscher & Bracht Gesundheitszentrum in Bad Homburg. Darüber hinaus bieten Ärzte, Physiotherapeuten und Heilpraktiker die Liebscher & Bracht-Behandlung als Zertifizierte Therapeuten an.
Mehr Infos unter: www.liebscher-bracht.com

Außerdem von Dr. Petra Bracht und Roland Liebscher-Bracht im Programm

fayo – Das Faszien-Yoga (📱 Auch als E-Book erhältlich)
Die Arthrose-Lüge(📱 Auch als E-Book erhältlich)
Deutschland hat Rücken(📱 Auch als E-Book erhältlich)
Klartext Ernährung(📱 Auch als E-Book erhältlich)
Klartext Abnehmen (📱 Auch als E-Book erhältlich)
Schmerzfrei und beweglich bis ins hohe Alter (📱 Auch als E-Book erhältlich)

Dr. med. Petra Bracht
Roland Liebscher-Bracht

ROLLE DICH SCHMERZFREI

Das Faszien-Rollen nach Liebscher & Bracht

GOLDMANN

Alle Ratschläge in diesem Buch wurden von den Autoren und vom Verlag sorgfältig erwogen und geprüft. Eine Garantie kann dennoch nicht übernommen werden. Eine Haftung der Autoren beziehungsweise des Verlags und seiner Beauftragten für Personen-, Sach- und Vermögensschäden ist daher ausgeschlossen.

Sollte diese Publikation Links auf Webseiten Dritter enthalten, so übernehmen wir für deren Inhalte keine Haftung, da wir uns diese nicht zu eigen machen, sondern lediglich auf deren Stand zum Zeitpunkt der Erstveröffentlichung verweisen.

Dieses Buch ist bereits 2015 unter dem Titel »Faszien-Rollmassage« erschienen.

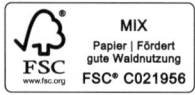

Penguin Random House Verlagsgruppe FSC® N001967

3. Auflage
Aktualisierte Taschenbuchausgabe Februar 2019
Wilhelm Goldmann Verlag, München,
in der Penguin Random House Verlagsgruppe GmbH,
Neumarkter Str. 28, 81673 München
Umschlag: *zeichenpool, München
Umschlagmotiv: LNB GmbH, Bad Homburg
Lektorat: Annette Gillich-Beltz
Satz: Satzwerk Huber, Germering
Druck und Bindung: Alcione, Lavis
Printed in Italy
JE · Herstellung: cb
ISBN 978-3-442-17801-8

www.goldmann-verlag.de

Inhalt

Vorwort 11

TEIL I: GRUNDLAGEN

Schmerzen 17

Die Schmerztherapie nach Liebscher & Bracht 18
    Muskulär-fasziale Fehlspannungen verursachen
    Schmerzen 18
    Für wen ist das Selbsthilfeprogramm geeignet? 19
    Lösungen statt Vermeidungsstrategien 20

Bewegung ist das A und O 21
    Alles muss im Fluss sein 21
    Zu wenig und einseitige Bewegung –
    Ursache für Schmerzen 22

Faszinierende Faszien 23
    Das Bindegewebe hat viele Funktionen 24
    Die Faszien und der Stoffwechsel 25
    Flexibilität von Faszien und Muskeln 26
    Bewegung ist der Schlüssel 26

Faszien-Rollmassage und Schmerzfrei-Übungen 27

Woher kommt der Schmerz? 28

Wenn Verschleiß droht 29
Die Bewegung, die schädigen würde, schmerzt. 29
Bewegungsmangel führt zu verkürzten Muskeln und
Faszien 30
Muskulär-fasziale Engpässe. 31

Die drei Stufen des Schmerzgeschehens. 32
Erste Stufe: der Überlastungsschmerz 32
Zweite Stufe: der Alarmschmerz 33
Dritte Stufe: der Schädigungsschmerz. 34

Schmerzen therapieren – aber wie? 35
Verschiedene therapeutische Erfolge. 36
Zusammenhänge erkennen. 37

Zwölf Irrtümer über Schmerzen 38

Das Schmerzfrei-Programm 47

Muskelspannungen reduzieren und Muskeln neu
programmieren 47
Wärme als akute Maßnahme 47
Überhöhte Muskelspannungen reduzieren 48
Die gesunden, entspannten Muskelprogramme
installieren 48

Indirekt wirkende Schmerzverstärker 49

Blick auf das Ganze 50
Passen Sie Ihre Lebensumstände an. 50

Achten Sie auf Ihre Ernährung 51
Schauen Sie auf Ihre direkte Umgebung 52
Die Rolle der Psyche 53

TEIL II: PRAXIS
DAS SELBSTHILFEPROGRAMM BEI SCHMERZEN

Soforthilfe im Akutfall: Wärmeanwendung 57

Das ist bei der Wärmeanwendung zu beachten 57
    Wenn Wärme nicht wirkt 58
    Keine Wärme bei Entzündungen 58

So führen Sie die Wärmeanwendung durch 59
    Dusche oder Badewanne 59
    Die richtige Temperatur 59
    Düfte steigern die Wirkung 59

Faszien-Rollmassage 63

So wirkt die Faszien-Rollmassage 63
    Sicherheit in der Selbstbehandlung 64
    Zahlreiche positive Nebeneffekte für Ihre Gesundheit 64

So setzen Sie die Faszien-Rollmassage ein 65
    Schmerzen behandeln 66
    Zur Nachbehandlung einer Liebscher-&-Bracht
    Schmerztherapie 66
    Das Wohlgefühl steigern 66

Inhalt

Das ist bei der Faszien-Rollmassage zu beachten 67
    Dauer der Massage.............................. 67
    Zeit und Ruhe................................... 68
    Die Kraft der Gewohnheit nutzen 68
    Die geeignete Variante für jeden 68
    Die richtige Dosierung 69
    Das passende Rollwerkzeug für jeden 69
    Individuelle Umsetzung 70
    Die Rolltechnik.................................. 70
    Übung macht den Rollmeister 71

Die Faszien-Rollmassage in der Praxis 74
    Faszien-Rollmassage Zone 1: Gesicht/Schädeldach 74
    Faszien-Rollmassage Zone 2: Gesicht/Unterkiefer 76
    Faszien-Rollmassage Zone 3: Hals/Nacken............. 78
    Faszien-Rollmassage Zone 4: Bauch 80
    Faszien-Rollmassage Zone 5: Oberer Rücken 82
    Faszien-Rollmassage Zone 6: Unterer Rücken 84
    Faszien-Rollmassage Zone 7: Schulter 86
    Faszien-Rollmassage Zone 8: Oberarm 89
    Faszien-Rollmassage Zone 9: Unterarm/Hand 91
    Faszien-Rollmassage Zone 10: Oberschenkel vorne 94
    Faszien-Rollmassage Zone 11: Oberschenkel außen 97
    Faszien-Rollmassage Zone 12: Gesäß 99
    Faszien-Rollmassage Zone 13: Oberschenkel hinten 101
    Faszien-Rollmassage Zone 14: Unterschenkel 103
    Faszien-Rollmassage Zone 15: Fuß 105

Die Schmerzfrei-Übungen 107

Inhalt

So wirken die Schmerzfrei-Übungen 107
   Die Nachgiebigkeit der Muskeln und Faszien erhöhen . . . 108
   Die körperlichen Fähigkeiten steigern 108
   Wieder »ganz« werden 108

So setzen Sie die Schmerzfrei-Übungen ein 109
   Schmerzen und Verspannungen beseitigen 109
   Beweglicher werden 110
   Leistungsfähigkeit steigern 110

Das ist bei den Schmerzfrei-Übungen zu beachten 110
   Langsam und bewusst bewegen 110
   Verletzungen vermeiden 112
   Den Schmerz richtig dosieren 112
   Übernehmen Sie die Verantwortung 113
   Die drei Schritte der Schmerzfrei-Übungen 114

Die Schmerzfrei-Übungen in der Praxis 116
   Schmerzfrei-Übung 1: Augen 116
   Schmerzfrei-Übung 2: Kiefer 119
   Schmerzfrei-Übung 3: Nacken 120
   Schmerzfrei-Übung 4: Wirbelsäule 122
   Schmerzfrei-Übung 5: Zwerchfell 124
   Schmerzfrei-Übung 6: Gesäß 125
   Schmerzfrei-Übung 7: Schulter und Rücken 128
   Schmerzfrei-Übung 8: Obere Brust 129
   Schmerzfrei-Übung 9: Bauch 132
   Schmerzfrei-Übung 10: Vordere Schulter 134
   Schmerzfrei-Übung 11: Armstrecker 135
   Schmerzfrei-Übung 12: Handbeuger 138

Schmerzfrei-Übung 13: Hinteres Bein 140
Schmerzfrei-Übung 14: Vorderer Oberschenkel 144
Schmerzfrei-Übung 15: Waden. 148

Welche Rollmassagen und Übungen bei welchen
Beschwerden? 151

Schlusswort. 155

Sie haben es in der Hand 155

Wenn Sie mehr wissen möchten 159

Vielen Dank 161

Glossar 163

Register 167

Vorwort

Schmerzen, auch chronische, manuell zu beseitigen, das ist der Kern unserer Schmerztherapie, die wir seit 1986 entwickelt haben. Ende des Jahres 2007 haben wir schließlich begonnen, sie weiterzugeben: Ärzte, Heilpraktiker, Osteopathen, Chiropraktiker, Physiotherapeuten und Vertreter so gut wie aller therapeutischen Lehren tragen seither zusammen mit uns dazu bei, Schmerzen erfolgreich zu behandeln.

Inzwischen hat es sich herumgesprochen, dass wir tatsächlich erreichen, was wir von Anfang an behauptet haben: Viele der heute am häufigsten auftretenden Schmerzzustände reduzieren wir innerhalb der ersten Behandlung um 70 bis 100 Prozent. Anders formuliert: Der Restschmerz, der nach der ersten Behandlung bleibt, beträgt nur noch 0 (schmerzfrei) bis 30 Prozent (»Wenn das so bleibt, kann ich es leicht ertragen und nehme keine Schmerzmittel mehr«). Nach Abschluss der Therapie sind die meisten Patienten schmerzfrei, bei anderen konnte der Schmerz dauerhaft deutlich reduziert werden.

Dies sind Ergebnisse der Schmerzstatistik, die wir über mehrere Jahre bei unseren Ausbildungen und Schmerzfrei-Wochen geführt haben. Dafür wurden die Teilnehmer nach ihren eigenen Schmerzzuständen gefragt, der Ist-Zustand des ersten Tages wurde auf 100 Prozent gesetzt. Der Schmerzzustand wurde täglich notiert, der

Endzustand am letzten Tag war das Ergebnis. Erste Studien auf der wissenschaftlichen Forschungsebene bestätigen diese Resultate, und Vertreter der herkömmlichen Schmerztherapien sind überrascht: Unsere Therapie zeigte eine Wirksamkeit, die bislang für unmöglich gehalten wurde.

Da wir inzwischen mit namhaften Forschern zusammenarbeiten, die sich mit neuesten Erkenntnissen über Muskeln, Faszien und spezielle Gehirnareale beschäftigen, verfolgen wir gespannt die immer vollständigere wissenschaftliche Erklärung dessen, was wir seit vielen Jahren täglich erleben dürfen. Für die schmerzgeplagten Patienten, die teilweise jahrelang leiden mussten und oft die Hoffnung auf Hilfe aufgegeben hatten, sind es kleinere und größere »Wunder«.

Bis zum Sommer 2009 erfuhren vor allem interessierte Therapeuten von unserer neuen Schmerztherapie. Dann wurde sie in der Sendung »stern TV« mehreren Millionen Fernsehzuschauern vorgestellt. Seitdem verbreitet sich unsere Therapie immer weiter. Mit diesem Buch »Die Faszien-Rollmassage« gehen wir nun einen großen Schritt nach vorn. Es ist die Weiterentwicklung unseres ersten Selbsthilfebuches »Schmerzfrei – unterer Rücken«. Viele Leser äußerten den Wunsch, nicht nur Rückenschmerzen, sondern auch die häufigsten anderen körperlichen Schmerzen behandeln zu können. Diesen Wunsch erfüllt dieses Buch. Hier erfahren Sie alles, was Sie benötigen, um sich selbst zu helfen oder um das Ergebnis einer vorausgegangenen Schmerzbehandlung nach Liebscher & Bracht bestmöglich zu halten.

Wir geben Ihnen die theoretischen Grundlagen an die Hand, damit Sie verstehen, was Sie tun, und beschreiben unser Selbsthilfeprogramm, mit dem Sie sich selbst behandeln können. Das Programm besteht aus drei Elementen: Wärme, Faszien-Rollmassage und Schmerzfrei-Übungen. Jedes Element wird ausführlich erklärt, die Anleitungen zur Faszien-Rollmassage und die Schmerzfrei-Übungen sind für jeden leicht umzusetzen.

Mit diesem Selbsthilfeprogramm haben Sie nicht nur die Möglichkeit, Schmerzen dauerhaft zu mindern oder zu beseitigen und etwas gegen eingeschränkte Beweglichkeit zu tun, sondern Sie können darüber hinaus Ihren »Bewegungskörper« immer leistungsfähiger trainieren. Als Ergebnis winkt die Aussicht, ein Leben ohne größere Schmerzen oder Verschleiß in vollständiger Bewegung verbringen zu können. Wir als Autoren stehen zu dieser Aussage und wünschen Ihnen ein gesundes und schmerzfreies Leben in Bewegung!

Dr. med. Petra Bracht und Roland Liebscher-Bracht
Bad Homburg, Weihnachten 2014

PS im Winter 2018/19: In den letzten vier Jahren ist sehr viel passiert. Wir sind durch unsere Präsenz im Internet und den sozialen Medien und durch vier weitere Bücher, die wir veröffentlicht haben, um Welten weiter. Durch die explodierende Nachfrage nach unserer Therapie (Ausbildungen und Patientenbehandlungen) hat sich unsere Vision immer deutlicher herauskristallisiert: »Ein schmerzfreies Leben für jeden Menschen.« Wir wissen heute, dass es möglich ist, und wir dazu in 9 von 10 Fällen mit unserer Therapie beitragen können. Inzwischen gibt es neben der Möglichkeit, sich von einem unserer Netzwerkpartner behandeln zu lassen, insgesamt drei sich ergänzende Selbsthilfetechniken. Zu den Übungen und der Rollmassage kam die Light-Osteopressur, mit der sich jeder selbst behandeln kann. Wir möchten so Ihr lebenslanger Ansprechpartner bei Schmerzen sein – und Sie entscheiden, welche unserer Hilfen Sie in Anspruch nehmen möchten.

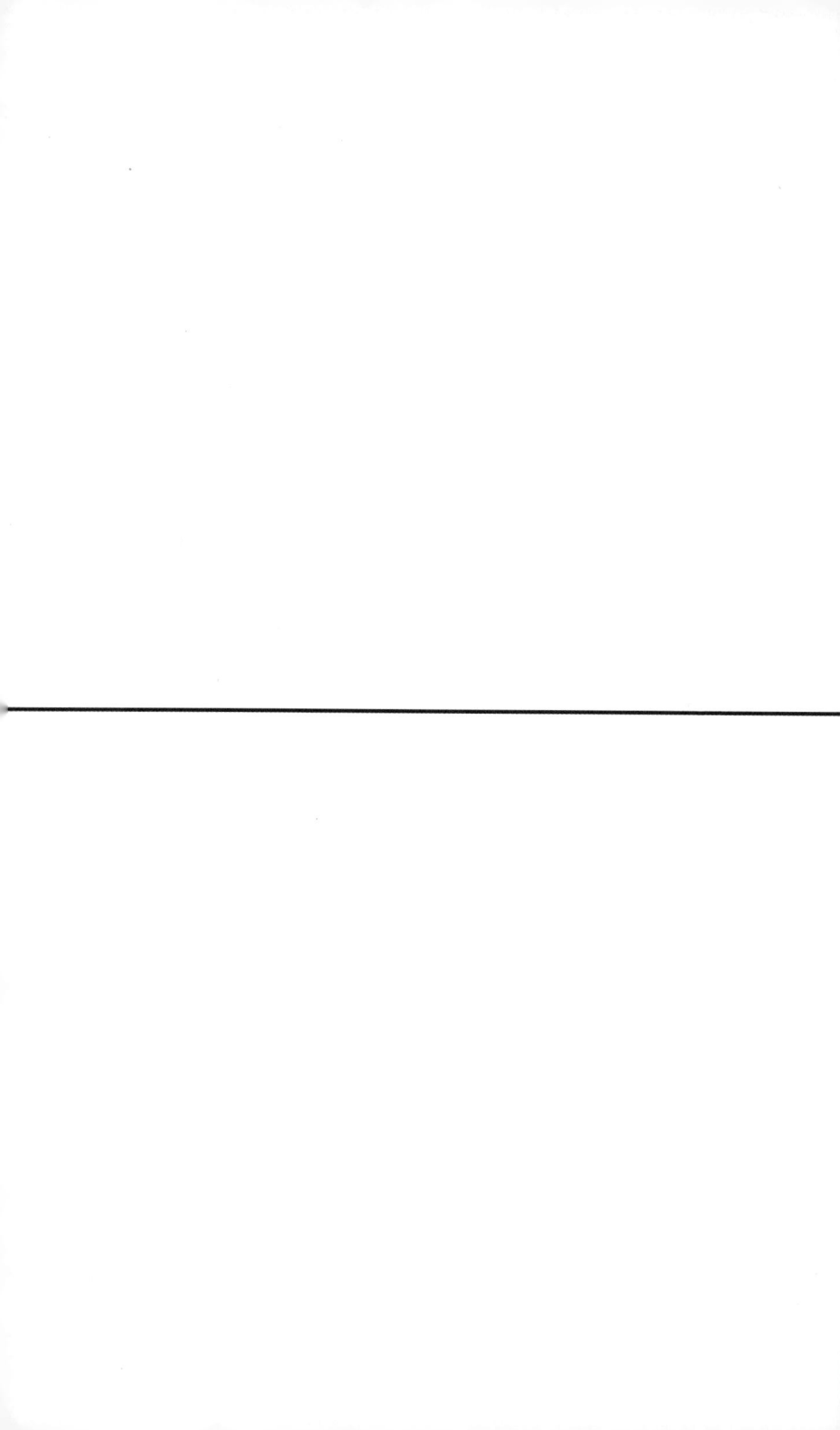

TEIL I

GRUNDLAGEN

Schmerzen

Natürlich wissen Sie als Betroffener, was Schmerzen sind, wie sie peinigen, wie sehr sie sich auf Ihre Lebensqualität auswirken. Mit diesen Erfahrungen sind Sie ganz und gar nicht alleine. Von den rund 100 Millionen Menschen im deutschsprachigen Raum leiden etwa 20 Prozent unter chronischen Schmerzen, das sind rund 20 Millionen Menschen.

Rückenschmerzen, Kopf- und Nackenschmerzen, Migräne, Hüft-, Schulter- und Knieschmerzen, Ellbogen-, Handgelenk- und Fingerschmerzen, Fußgelenk-, Fuß- und Zehenschmerzen – Schmerzen können an jeder Stelle des Körpers auftreten. Besonders häufig sind Rückenschmerzen. Die Kosten, die allein in Deutschland durch Rückenschmerzen und damit oft einhergehende Schädigungen wie Wirbelgelenksarthrose, Bandscheibenschädigungen, Spinalkanalstenosen sowie Entzündungen verursacht werden, schätzt man auf 50 Milliarden Euro jährlich. Schmerzen sorgen also nicht nur für großes persönliches Leid, sie sind auch eine massive finanzielle Belastung für unsere Krankenversicherungen und die Betroffenen. Eine möglichst effiziente Behandlung ist daher von großem Interesse für die Volkswirtschaft.

Die Schmerztherapie nach Liebscher & Bracht

Sehr vielen Schmerzpatienten kann mit wirksamen und nachhaltigen Therapien geholfen werden, die auf dem Wissen über die tatsächlichen Ursachen für Schmerzen basieren. Dieses Wissen und diese Therapien sind leider noch viel zu wenig verbreitet.

Hier kommen wir ins Spiel. Mit unserer Schmerztherapie können wir bei rund 90 Prozent der Patienten meist schon in der ersten Behandlung die Schmerzen löschen oder deutlich reduzieren. Mit sogenannten Engpassdehnungen, die der Patient in Eigenregie macht, kann dieser Effekt gefestigt und dauerhaft gehalten werden. Varianten dieser Übungen stellen wir Ihnen in diesem Buch vor.

Muskulär-fasziale Fehlspannungen verursachen Schmerzen

Grundlage für die frappierende Wirksamkeit unserer Therapie ist die Entdeckung, dass die meisten Schmerzen nicht ursächlich durch Verletzungen, Schädigungen oder Verschleiß verursacht werden, sondern letztlich durch überhöhte Zugspannung der Muskeln entstehen (eine Fehlprogrammierung der Muskeln und daraus folgende Verkürzung der Faszien). Diese muskulär-faszialen Fehlspannungen äußern sich in »Alarmschmerzen« (siehe Seite 33). Solche Alarmschmerzen können einfach und schnell beseitigt werden, wenn der Therapeut weiß, wie sie zustande kommen.

In unserer Schmerztherapie setzt der Therapeut die »Osteopressur« ein, um die muskulär-faszialen Fehlspannungen zu korrigieren. Das heißt, er beeinflusst bestimmte biologische Informationsschalter (Mechanorezeptoren) auf den Knochen, die wir nach unserer Systematik »Alarmschmerzrezeptoren« nennen. Nach dieser Behandlung bekommt der Patient ein Übungsprogramm aus Engpassdehnungen gezeigt, das er zu Hause ausführen kann. Mit diesen Übungen festigt er nach und nach die durch die Therapie erreichte Schmerzfreiheit. Die in diesem Buch beschriebenen Schmerzfrei-Übungen sind einfach nachzuvollziehende Varianten dieser Engpassdehnungen. Wenn der Patient darüber hinaus noch seine Ernährung optimiert und schädliche Umweltfaktoren oder psychische Belastungen ausschaltet, hilft das dabei, dauerhaft schmerzfrei zu bleiben. Als Nebeneffekt verbessert sich der gesamte Gesundheitszustand.

In der Therapie lernt der Patient, selbst dafür zu sorgen, dass er schmerzfrei bleibt.

Für wen ist das Selbsthilfeprogramm geeignet?
Unsere Schmerztherapie greift in über 90 Prozent der Fälle. Es gibt natürlich Ausnahmen, aber sie sind sehr selten. Beispielsweise behandelten wir vor Jahren einen Patienten, der über diffuse Rückenschmerzen klagte. Er reagierte untypisch auf unsere Therapie, so dass wir ihn zwecks Abklärung zum Kardiologen schickten. Einige Wochen später hatte man ihm drei Bypässe gelegt – die Schmerzen hingen in diesem Fall mit dem Zustand seines Herzens zusammen.

Sie haben die Verantwortung für Ihren Körper. Das in diesem Buch beschriebene Selbsthilfeprogramm ist im Prinzip für jeden geeignet, doch wenn die Übungen nicht gleich schmerzlindernd wirken, experimentieren Sie bitte nicht länger herum, sondern gehen Sie zu einem Arzt oder Therapeuten – am besten zu einem, der unsere Therapie erlernt hat. Möglicherweise ist die Ursache für Ihre Schmerzen eine andere.

Berücksichtigen Sie auch die Schwere Ihres Zustandes: Je länger Sie schon unter Schmerzen leiden, je schlimmer diese sind und vor allem, wenn Sie schon über längere Zeit nicht mehr ohne Schmerzmittel auskommen, ist es unbedingt ratsam, vor Beginn des Programms einen unserer Therapeuten aufzusuchen.

Es gibt genügend Möglichkeiten für jeden Anspruch, die aus den Erkenntnissen unserer neuen Schmerztherapie resultierenden Werkzeuge zu nutzen.

- Wenn Sie häufig unter Schmerzen leiden, die aber immer wieder vorübergehen, können Sie mit dem Programm verhindern, dass die Schmerzen chronisch werden.
- Als Schmerzpatient, der schon bei einem Liebscher-&-Bracht Therapeuten in Behandlung ist, können Sie mit dem Selbsthilfeprogramm die Erfolge der Therapie festigen.
- Als gesundheitsbewusster Mensch, der sich vorbeugend gegen Schmerzen »immun« machen möchte, sollten Sie unsere Schmerzfrei-Übungen regelmäßig in Ihren Alltag einbauen.
- Sie können die Faszien-Rollmassage immer anwenden, wenn Sie eine Körperregion aktivieren oder beweglicher machen möchten. Sie lässt auch Muskelkater schneller verschwinden.
- Für sich selbst oder einen Partner können Sie das Programm als wirksame Entspannungstechnik nutzen.

Lösungen statt Vermeidungsstrategien

Wir haben eine gute Nachricht für Sie: Sie dürfen und sollen sich grundsätzlich so bewegen – oder nicht bewegen –, wie es Ihnen gefällt! Es gibt keine »falschen« Bewegungen. Um schmerzfrei zu werden und zu bleiben, müssen Sie nicht Ihrem geliebten Sport oder Hobby abschwören. Sie brauchen keine »Gesundheitsstühle«, »Gesundheitsmatratzen« oder »Gesundheitskissen«, auch spe-

Das Selbsthilfeprogramm ist grundsätzlich für jeden geeignet. Sie können sich aber jederzeit Rat bei einem Liebscher-&-Bracht Therapeuten holen.

zielle Schuhe oder Einlagen, Bandagen oder Gelenkstützen sind nicht notwendig. Die Aufzählung dieser oft empfohlenen Maßnahmen könnten wir noch über Seiten fortsetzen.

All diese Hilfsmittel, Maßnahmen und Verhaltensbeschränkungen sind nicht notwendig, im Gegenteil: Oft verschlimmern sie unseren degenerierten Zustand noch. Denn unser Körper ist ein lebendiges System, das sich den Anforderungen anpasst. Senken oder minimieren wir diese durch Schonen und Unterstützen, dann baut die Struktur unseres Körpers ab. Wir werden noch schwächer und anfälliger – und abhängig von den vermeintlichen Hilfsprodukten.

Bewegung ist das A und O

Gehen wir davon aus, dass unser Körper sich so, wie er genetisch festgelegt ist, bei Nutzung aller »eingebauten« Bewegungswinkel, zu 100 Prozent bewegen kann. Was denken Sie, wie viel davon wir heute durchschnittlich nutzen? Diese Frage stellen wir regelmäßig den Ärzten, Heilpraktikern und Physiotherapeuten in unseren Schmerztherapie-Ausbildungen. Die Antworten bewegen sich zwischen 10 und 30 Prozent. Wir selbst halten 15 bis 20 Prozent für realistisch. Sicher ist: Den größten Teil der Möglichkeiten, uns zu bewegen, nutzen wir nicht.

Alles muss im Fluss sein

Alles in uns ist vernetzt, alles in uns fließt und bewegt sich. Blut und Lymphe sind die Transportflüssigkeiten, die Nährstoffe dorthin befördern, wo sie benötigt werden, bzw. Abfallstoffe abtransportieren.

Bei längerem Sitzen oder Liegen werden die feinsten Verästelungen der Gefäße, die Kapillaren, nur minimal durchblutet. Aber in ihnen findet der Austausch von Sauerstoff, Nährstoffen und Stoffwechselendprodukten zwischen dem Blutkreislauf und den Geweben statt. Die Nährstoffe gelangen aus dem Blut in die Zwischenzellflüssigkeit – in die Flüssigkeit zwischen den Zellen des Bindegewebes – und werden zu den Organgeweben transportiert. Umgekehrt werden Abfallstoffe (Zellausscheidungen) aus den Geweben über die Zwischenzellflüssigkeit wieder in den Blutkreislauf aufgenommen und abtransportiert. In relativ unbewegten Körperbereichen funktioniert dieser Austausch nicht richtig, die Nährstoffe und Abfallstoffe bleiben in der Zwischenzellflüssigkeit hängen und sammeln sich dort an.

Bewegen wir uns zu wenig, bauen wir sehr schnell auf allen Funktionsebenen ab. Doch sobald wir wieder in Bewegung kommen, pumpen die Muskeln das Blut durch die Adern, auch der Lymphfluss wird wieder angeregt, die Zellen werden wieder mit Nährstoffen versorgt, die Abfallstoffe werden wieder weggeschafft.

Bewegung ist für uns Menschen also immens wichtig. Und zwar genügend Bewegung – das ist deutlich mehr, als es im heutigen Alltag üblich ist.

Zu wenig und einseitige Bewegung – Ursache für Schmerzen

Viele Bewegungen, für die unser Körper konstruiert ist, finden zu selten oder zu einseitig statt. Wir müssen nicht mehr nach hinten greifen, um einen Ordner aus dem Regal zu nehmen, weil wir uns auf dem Drehstuhl sitzend herumdrehen. Wir strecken uns nicht weit nach oben und hangeln nicht an Ästen, weil wir nicht auf Bäume klettern. Wir erklimmen keinen Hang, weil wir mit dem Aufzug in den dritten Stock kommen. Wir laufen nicht zig Kilometer am Tag, weil wir die Entfernungen mit dem Auto zurücklegen und in Flughäfen und Bahnhöfen nach stundenlangem Sitzen Rolltreppen und Laufbänder benutzen, auf denen wir dann stehen, statt zu gehen.

Doch jede Bewegung ist wichtig, damit die inneren Körperflüssigkeiten im Fluss bleiben, und sie wirkt sich auch auf Knochen, Gelenke, Muskeln und Bindegewebe – Faszien, Sehnen, Bänder und Kapseln – aus. Liegt es da nicht nahe, dass diese Strukturen massiv unter der einseitigen oder fehlenden Bewegung leiden? Ist es möglicherweise kein Zufall, dass so gut wie alle der heute vorkommenden Schmerzen oder Schädigungen exakt diese Strukturen oder deren nähere Umgebung betreffen?

Genau diese Zusammenhänge haben wir mehr als 25 Jahre lang untersucht und dabei herausgefunden, wie fast alle der heute am häufigsten auftretenden Schmerzen entstehen: Die Menschen trainieren sie sich, ohne es zu wissen, selbst an, einfach weil sie so leben, wie das heute üblich ist.

Faszinierende Faszien

Lassen Sie uns eine dieser oben genannten Strukturen genauer betrachten, und zwar die Faszien. Was verbirgt sich hinter diesem Begriff? Kurz gefasst sind Faszien dünne Fasern, die wie ein Netz sämtliche Strukturen unseres Körpers umhüllen, also Muskelfasern, Organe, Knochen etc. Vereinfacht kann man sagen, dass Faszien das sind, was wir allgemein als Bindegewebe bezeichnen.

Das Bindegewebe wurde jahrzehntelang als weitgehend funktionsloser Füllstoff abgetan, der keine weiteren Aufgaben hat, als die Strukturen des Körpers in Form und an ihrem Platz zu halten sowie den Zwischenraum auszukleiden. Deswegen sieht man auf anatomischen Zeichnungen meist so gut wie nichts vom Bindegewebe.

Muskeln und Organe sind so dargestellt, als gäbe es um sie herum nichts. Das Bindegewebe spielte in der Medizin also nur eine sehr untergeordnete Rolle, doch in den letzten Jahren kristallisiert sich immer mehr heraus, dass die Faszien vielerlei Aufgaben im Körper haben. Inzwischen werden Faszien und ihre Behandlung zunehmend erforscht, und wie es sich zeigt, sind sie eines der wichtigsten Körpergewebe, wenn es um Gesundheit und Schmerzfreiheit geht.

Das Bindegewebe hat viele Funktionen

Die Faszien bilden also ein feines Geflecht aus Fasern, die hauptsächlich aus Kollagen und Elastin bestehen und mit ihren kleinen Gummiseilen wie eine feinmaschige Strumpfhose die entsprechende Körperstruktur umhüllen und schützen. Sie stützen und formen den Körper und verbinden als Netzwerk sämtliche Körperstrukturen – sogar sämtliche Zellen – miteinander. Das Bindegewebe ist als eigenständiges Organ mit zahlreichen Nervenendigungen, mit Schmerzrezeptoren und Bewegungssensoren versehen. Darüber schicken die Faszien Informationen über Bewegungen und Organfunktionen ans Gehirn. Sind diese Informationen bedrohlich für die Gelenke oder die Wirbelsäule, projiziert das Gehirn Alarmschmerzen, die uns davon abhalten, schädigende Bewegungen auszuführen. Faszien können sich selbstständig zusammenziehen, und nicht zuletzt übernehmen sie die Kraftübertragung von Muskel zu Muskel, sorgen also dafür, dass die Muskeln miteinander kooperieren und reibungslos funktionieren.

Die Faszien sind wie ein dichtes, dreidimensionales Spinnennetz aus unzähligen Fädchen gewoben. Spezialisierte Zellen bauen wie

Das Wort »Faszie« stammt aus dem Lateinischen und heißt wörtlich übersetzt »Band, Bündel«.

Besonders Muskeln bestehen bis zu 40 Prozent aus Faszien, die Muskelfasern, Muskelfaserbündel und dann den gesamten Muskel umschließen.

Spinnen ununterbrochen an diesem Netz. Sie ziehen neue Fäden, verbinden Fäden und bauen alte Fäden ab. All diese Baumaßnahmen werden vor allem durch eins ausgelöst: durch die Art und Weise, wie wir uns bewegen – oder nicht bewegen.

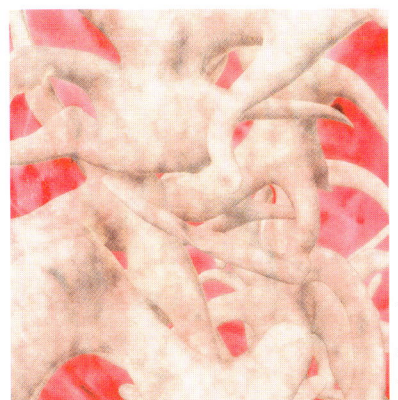

Die Faszien und der Stoffwechsel

Jede Zelle, jedes Organ, jede Muskelfaser nimmt aus der direkten Umgebung Nährstoffe auf und gibt verbrauchte Stoffe ab. Bei diesen Stoffwechselprozessen spielt das Bindegewebe eine große Rolle, und wenn das Bindegewebe so verändert ist, dass diese Prozesse nicht mehr reibungslos oder im Extremfall fast nicht mehr stattfinden können, kommt es zu Krankheiten.

Lagern sich zum Beispiel Giftstoffe und unverarbeitete Stoffwechselprodukte zwischen den unzähligen Bindegewebsfädchen ab, verfilzen und verdicken die Fasern mit der Zeit. Dann ist immer weniger Platz für die Zwischenzellflüssigkeit, die zum einen für den Abtransport der Stoffwechselprodukte gebraucht wird, zum anderen die notwendigen Nährstoffe zu unseren Zellen bringt.

Flexibilität von Faszien und Muskeln

Auch mangelnde Bewegung und einseitige Bewegungsmuster führen dazu, dass die Fasern des Bindegewebes mit der Zeit unflexibel werden. Nur wenn die Faszien regelmäßig gestreckt werden, also möglichst einmal täglich in ihre maximale Länge gezogen werden, bleiben sie locker und flexibel. Ansonsten versteifen die kollagenen Fasern, sie werden kürzer, verfilzen und verdicken und umschließen die entsprechende Struktur (Muskeln, Nerven, Bänder, Kapseln) so, dass sie sich nicht mehr ausdehnen und bewegen kann. Das unflexible Bindegewebe beeinträchtigt Muskeln und Gelenke. Schmerzen, eingeschränkte Beweglichkeit und Verschleiß von Gelenken und Wirbelsäule sind die Folge.

Unsere Faszien sind also das exakte Abbild der Art, wie wir unseren Körper bewegen und belasten. Unsere Muskeln, aber auch die Haut, ja sogar die Lunge sind nur so flexibel oder dehnbar, wie wir es ihnen 24 Stunden am Tag beibringen. Und umgekehrt hat ein unflexibles, verhärtetes Bindegewebe zur Folge, dass wir unbeweglich werden, da der Bewegungsspielraum unserer Muskeln und Gelenke eingeschränkt ist und Bewegungen oft schmerzhaft sind.

Verfilzte, verkürzte, unflexible Faszien verursachen Schmerzen.

Bewegung ist der Schlüssel

Massagen und andere mechanische Hilfen wie auch die Faszien-Rollmassage können Bewegung in gestaute Ablagerungen bringen. Sie sind aber keine dauerhafte Lösung. Nachhaltige Beweglichkeit und Schmerzfreiheit wird nur erreicht, wenn der Fluss im Bindegewebe immer wieder angeregt wird, wenn die Faszien elastisch bleiben. Dies gelingt durch gezielte körperliche Übungen, aber auch durch allgemeine Bewegung. Deswegen können wir nur gesund sein, wenn wir uns regelmäßig – am besten täglich – so vollständig wie möglich in alle Winkel hinein bewegen.

Faszien-Rollmassage und Schmerzfrei-Übungen

Das Schmerzfrei-Programm bietet genau das, was unser Körper braucht: Die Faszien werden gezielt so umgebaut, dass sie wieder flexibel und durchlässig werden, die Übungen sorgen für regelmäßige und umfassende Bewegung.

Bei der Faszien-Rollmassage wird der verkürzte, verschlackte und unflexible Bindegewebsstrang mit einem konstanten Druck ausgewalzt. Man kann sich das wie einen nassen Schwamm vorstellen, welcher erst verstopft mit Dreck daliegt und dann so ausgerollt wird, dass dieser Dreck sich löst und weggespült werden kann.

Durch die Massage werden die Rezeptoren in der Muskulatur, am Knochen und im Bindegewebe, aktiviert und freie Nervenendigungen mit neuen Reizen versorgt. Da diese Rezeptoren wegen der von ihnen erfassten Informationen, die den Alarmschmerz entstehen lassen, eine zentrale Rolle einnehmen, funktioniert die Faszien-Rollmassage wie ein Reset, also wie eine Zurückstellung auf die »Werkseinstellung« wie sie genetisch gedacht ist. Die Spannung wird aus den Muskeln und Faszien der betroffenen Partien herausgenommen, die schmerzauslösenden Programme im Gehirn, die mit dem Schmerzgedächtnis gleichzusetzen sind, werden gelöscht. Danach können neue Signale, die die Schmerzfreiheit fördern, an das Zentralnervensystem gesendet werden.

Durch die Schmerzfrei-Übungen werden die Effekte der Faszien-Rollmassage weiter verbessert und gefestigt. Muskeln und Faszien

Bei der Faszien-Rollmassage wird der Muskel- und Faszienapparat gezielt entspannt.

werden mit den Übungen gezielt trainiert, sie werden entspannter und flexibler, dadurch wird der gesamte Körper beweglicher. Die Durchblutung wird verbessert, damit auch der Lymphfluss mit den bereits beschriebenen positiven Effekten.

Woher kommt der Schmerz?

Gelenke sind die Bindeglieder zwischen den Knochen, in Zusammenarbeit mit den Muskeln machen sie den Körper beweglich. Muskeln und Knochen sind durch Sehnen verbunden, welche einwirkende Kräfte vom Muskel auf den Knochen und damit auf das Gelenk übertragen. Durch Anspannen und Entspannen steuern die Muskeln das Beugen, Strecken oder Drehen des Gelenks. Daraus resultieren die oben genannten 100 Prozent an Möglichkeiten, sich zu bewegen, zu laufen, zu schreiben, Sport zu machen, ein Musikinstrument zu spielen – sogar zu atmen. Wir nennen das die 100% Bewegung.

Jede Bewegung ist ein Zusammenspiel mehrerer Muskeln. Diese werden in zwei Gruppen aufgeteilt: Agonisten (die Ausführenden) und Antagonisten (die Nachgebenden). Die Agonisten ziehen sich aktiv zusammen, werden kürzer und ziehen den Knochen mit sich. Die Antagonisten geben nach, werden länger, damit der Knochen genug Spielraum für seine Bewegung hat. Bei der Gegenbewegung dreht sich das Ganze um: Die Antagonisten, die vorher nachgegeben haben, werden jetzt zu Agonisten, die sich zusammenziehen. Wenn wir zum Beispiel den Unterarm anwinkeln, zieht sich unser großer Bizepsmuskel zusammen, spannt sich also an. Gleichzeitig streckt und entspannt sich der entgegengesetzte Muskel, der Trizeps. Durch die Bewegung werden die Muskeln – und damit die sie umgebenden Faszien – immer wieder verlängert und verkürzt.

Wenn Verschleiß droht

Im Normalfall sind alle Muskeln geschmeidig und flexibel, so dass diese Bewegungen problemlos ausgeführt werden können. Wird jedoch ein Muskel ständig verkürzt, verliert er seine Beweglichkeit. In der Rolle des Antagonisten ist er nicht mehr ausreichend flexibel, er kann nicht nachgeben, kann sich nicht strecken, so muss der Agonist mehr Kraft aufwenden. Der verkürzte Muskel bleibt widerspenstig, so wirkt die Kraft auf den Drehpunkt zwischen den Knochen, auf das Gelenk. Die hohen Kräfte, die auf das Gelenk einwirken, erzeugen Verschleiß wie Arthrose, ablösende Menisken, entzündete Schleimbeutel oder Schäden an Sehnen, Kapseln und Bändern.

Die Bewegung, die schädigen würde, schmerzt

Doch wie kommt es zu den Schmerzen? Im Körper befinden sich zahlreiche Rezeptoren, die Reize über das Nervensystem weiterleiten, so auch die starke Belastung eines Gelenks. Hat die Belastung eine bestimmte Grenze erreicht und sorgt für mehr Verschleiß, als der Körper durch Zellerneuerung reparieren kann, greift der Körper ein: Er erzeugt einen Schmerz, der exakt die Bewegungen verhindern soll, die zum Verschleiß des Gelenks führen. Es schmerzt also in jenem Bereich des Muskels, der die Bewegung auslöst, im Bereich des Agonisten. In dem Moment, in dem der Agonist kontrahieren möchte, reagiert der Körper mit Schmerz und hindert ihn daran. So schützt unser Körper unsere Gelenke vor übermäßiger Belastung.

Die verkürzten Muskeln und verfilzten und verkürzten Faszien bezeichnen wir als muskulär-fasziale Engpässe. Sie führen zu Fehlspannungen, die Schmerzen verursachen.

Damit sind wir beim Alarmschmerz: Er macht uns darauf aufmerksam, dass wir ein Gelenk oder die Wirbelsäule zu sehr belasten und dass ein Verschleiß droht. Reagieren wir darauf, können wir den Verschleiß verhindern.

Bewegungsmangel führt zu verkürzten Muskeln und Faszien

Wie kommt es dazu, dass ein Muskel mit seiner Faszienhülle unflexibel wird und verkürzt? Die Hauptgründe dafür sind mangelnde Bewegung und einseitige Belastung, wie oben bereits beschrieben. Wir nutzen im modernen Alltag viele Bewegungsmöglichkeiten nicht mehr, oder wir führen immer wieder gleiche Bewegungen aus, ohne die entsprechenden Gegenbewegungen zu machen. Durch diese Einflüsse werden mit der Zeit bestimmte Muskeln und ihre Faszienhülle unflexibler.

Nehmen wir als Beispiel Rückenschmerzen, die sich über viele Jahre hinweg entwickeln. Sitzen die Menschen so häufig, wie das heute üblich ist, werden die Strukturen an der Vorderseite des Körpers zum einen nur schlecht mit Nährstoffen versorgt, zum anderen verkürzen sie.

Die Muskeln im Bauchbereich sind beim Sitzen viel kürzer als beim Stehen, und wenn wir mehrere Stunden am Tag sitzen, passen sie sich an diese Stellung an. Alle beteiligten Strukturen, also Muskelfasern, Faszien, Muskelhüllen, Sehnen, Nerven, Gefäße, ja sogar die Hautschichten, werden mit der Zeit entsprechend kurz. Als Ergebnis muss die Rückenmuskulatur kräftig gegenziehen, damit der Mensch gerade und aufrecht bleibt. Halten die negativen Einflüsse – wenig oder einseitige Bewegung – an, werden die Muskelfasern immer unnachgiebiger, die Faszien verkürzen, verknoten und verfilzen. Die Strömungskanäle des Zwischenzellraums werden enger, die Strukturen werden nicht mehr ausreichend versorgt, Abfallstoffe werden nicht mehr abtransportiert, das Gewebe übersäuert. Einen solchen Zustand bezeichnen wir als muskulär-faszialen Engpass.

Die beteiligten Gelenke sind hier die Bandscheiben. Beim Aufrichten oder auch beim Stehen werden sie sowohl durch die Zugkräfte der Muskeln belastet als auch durch die Unterversorgung mit Nährstoffen.

Übrigens werden durch diese Entwicklung die Rückenmuskeln automatisch immer stärker trainiert, damit sie genug Kraft haben, dem stärkeren Zug von vorn standhalten zu können. Deshalb spüren Masseure auch bei den meisten Menschen sehr verhärtete Rückenstrecker.

Alle Muskeln reagieren sehr schnell auf Training. Das dazugehörige Bindegewebe passt sich mit der Zeit ebenfalls diesen neuen Trainingszuständen an.

Muskulär-fasziale Engpässe

Die beschriebene Entwicklung findet hauptsächlich in zwölf Bereichen statt, in denen muskulär-fasziale Engpässe entstehen und Schmerzen verursachen. Die zwölf Bereiche sind:

- Kopf, Hals, Nacken
- Augen
- Kiefer, Zähne
- Schulter
- Oberarm, Ellbogen
- Unterarm, Handgelenk
- Brustwirbelsäule, Brustkorb
- Zwerchfell, Atmung
- Lendenwirbelsäule, Bauch
- Becken, Gesäß, Hüfte
- Oberschenkel, Knie
- Unterschenkel, Fußgelenk, Fuß

Darüber hinaus sind diese Engpässe für die Vielzahl von Schäden an diesen Gelenken, Knorpeln, Kapseln, Sehnen und Schleimbeuteln verantwortlich sowie für das »Abklemmen« von Gefäßen und Nerven was zu Durchblutungsstörungen, Taubheit und Lymphstau führen kann.

Die drei Stufen des Schmerzgeschehens

Schmerzen entwickeln sich in drei Stufen:

1. **Überlastungsschmerz:** Er entsteht, wenn ein Muskel überfordert wird, und verschwindet, wenn die Ursache dafür abgestellt wird.
2. **Alarmschmerz:** Bleibt die Ursache für einen Überlastungsschmerz bestehen, besteht die Gefahr, dass Gelenkknorpel, Bandscheiben oder andere Teile der Gelenke oder der Wirbelsäule geschädigt werden. Der Körper sendet einen Alarmschmerz, um dies zu verhindern.
3. **Schädigungsschmerz:** Er kann entstehen, wenn eine Struktur stark geschädigt ist oder sich verändert. Das kommt aber nur in 3 bis 5 Prozent aller Fälle vor.

Erste Stufe: der Überlastungsschmerz

Der Überlastungsschmerz entsteht, wenn Muskeln überfordert werden. Die Ursache dafür ist meist, dass sie gegen die Zugkräfte der verkürzten Gegenseite angehen müssen, wie oben beschrieben wurde (siehe Seite 30).

Sie möchten einmal spüren, wie sich dieser Schmerz anfühlt? Nehmen Sie eine gefüllte Flasche in eine Hand, und halten Sie diese mit ausgestrecktem, waagerechtem Arm nach vorne. Nun warten Sie einfach ab, was passiert. Abhängig von der Kraft Ihrer Schultermuskeln dauert es zwischen 1 und 3 Minuten. Zuerst fühlen Sie sich zunehmend unwohl und würden den Versuch am liebsten abbrechen. Wenn Sie weitermachen, kommt ein Spannungsgefühl in der Schulter hinzu, das immer weiter zunimmt. Die Schulter beginnt zu schmerzen, der Schmerz wird immer größer, dann quälend, bis er zu

»brennen« beginnt. Ihre Schulter fühlt sich an, als wäre sie akut entzündet, als wäre ein Nerv gereizt. Irgendwann halten Sie es nicht mehr aus und beenden den Versuch, worauf der Schmerz innerhalb von Sekunden verschwindet.

Überlastungsschmerzen können schnell beseitigt werden, indem die Ursache abgestellt wird. Dies geschieht jedoch nicht, indem man versucht, den überlasteten Muskel zu stärken. Sondern man muss den Grund für die Überlastung beseitigen – das ist meist der verkürzte Muskel auf der Gegenseite.

Zweite Stufe: der Alarmschmerz

Der Alarmschmerz, volkstümlich und auch von Profis häufig mit dem Schädigungsschmerz verwechselt, ist ein Schmerzgeschehen, das vom Zustand der Struktur völlig abgekoppelt ist. Vielmehr warnt uns der Körper, bevor eine Struktur geschädigt wird. Er warnt aber auch davor, dass eine schon eingetretene Schädigung nicht schlimmer wird.

Der Alarmschmerz ist die eigentliche Entdeckung von Liebscher & Bracht. Er hat nichts mit einer Schädigung der Struktur, einer Entzündung oder einer Nervenreizung zu tun. Er wird durch körperinterne Messvorgänge ausgelöst, dann nämlich, wenn das im Körper »eingebaute« Alarmsystem warnt. Unzählige Rezeptoren im Körper messen ständig, wo etwas schmerzt, wo Druck und Zugspannungen bestehen. Droht eine Belastung die Struktur (Knorpel, Bandscheibe, Sehne, Band etc.) zu schädigen, alarmiert der Körper seinen »Besitzer« in der einzigen Sprache, die dieser versteht: mit Schmerzen. Dieser Alarmschmerz warnt vor einer Schädigung, damit sie nicht eintritt. Oder, um es noch einmal zu betonen, falls die Schädigung schon eingetreten ist, warnt er davor, dass sie nicht noch schlimmer wird.

Wir wissen inzwischen, dass deutlich über 90 Prozent der häufigsten Schmerzzustände nicht durch Schädigungen wie Arthrose,

Bandscheibenvorfälle, Entzündungen, Nervenreizungen oder Verkalkungen verursacht werden, sondern dass sie in Wirklichkeit Alarmschmerzen sind. Alarmschmerzen können mit strukturellen Schädigungen einhergehen (Parallelgeschehen), diese sind aber nicht die Ursache.

Denn Alarmschmerzen werden letztlich durch überhöhte Muskelspannungen ausgelöst, die den Körper bedrohen. Daher sind sie überraschend schnell zu beseitigen, wenn man die von uns gesammelten und systematisierten Stellen am Körper kennt und weiß, wie die dort befindlichen Alarmschmerzrezeptoren »geschaltet« werden können. Dadurch wird das Programm der Verkürzung und überhöhten Spannung im Gehirn gelöscht. Die schädigenden Kräfte nehmen ab, und der Körper kann den Alarmschmerz reduzieren oder ganz abstellen.

Ein verkürzter Faszienstrang ist durch seine zu hohe Spannung Hauptauslöser des Alarmschmerzes.

Dritte Stufe: der Schädigungsschmerz

Der Schädigungsschmerz entsteht theoretisch dann, wenn eine Struktur so geschädigt oder verändert ist, dass dadurch Schmerzen ausgelöst werden. Das ist die schlechte Nachricht. Die gute Nachricht ist, dass weit über 90 Prozent der heute am häufigsten auftretenden Schmerzen keine Schädigungsschmerzen sind: Ob Arthrose, Bandscheibenvorfall, Spinalkanalstenose, Gleitwirbel, Beckenschiefstand, Skoliose, missverstandene Gelenkentzündung, Verkalkung oder Sehnenleiden – die Schädigungsschmerzen spielen keine größere Rolle.

Diese Diagnosen haben in den meisten Fällen nichts mit Ihren Schmerzen zu tun. Es sind Symptome, Folgeerscheinungen der überhöhten Spannungen der Muskeln und Faszien.

Schmerzen therapieren – aber wie?

Vor einigen Jahrzehnten war die Welt der Schmerztherapie noch klar gegliedert: Weh tut, was kaputt ist. Wenn möglich, wird es »repariert«, ansonsten wird es entfernt, damit es nicht mehr weh tun kann. Zu dieser Zeit waren die Orthopäden die Fachleute für Schmerzen.

Obwohl sich schon damals der Zusammenhang aufdrängte, dass Schmerzen etwas mit Bewegung zu tun haben könnten, wurde deren Einfluss so gut wie nicht beachtet. Die Erbanlagen schienen die einzige Erklärung dafür zu sein, warum die einen sehr massiv mit Schmerzen zu tun haben, die anderen weniger.

Die Operationstechniken wurden immer ausgefeilter, Ersatzteile immer ausgeklügelter. Aber die Schmerzen und Schädigungen nahmen immer weiter zu. Es war keine andere Lösung in Sicht, also machte man einfach so weiter. Immer öfter beobachtete man allerdings, dass es viele Ungereimtheiten gab. Patienten hatten beispielsweise massive Bandscheibenvorfälle oder Arthrose, aber keinerlei Schmerzen. Bei sehr vielen Patienten, die schwer litten, fand man andererseits trotz intensiver Suche keinerlei Schädigung.

Mehr und mehr richtete sich der Fokus auf diese Widersprüche, die in der herkömmlichen Schmerztherapie bis heute nicht aufgeklärt werden konnten.

Die Schädigungstheorie bekam immer mehr Risse, Lösungen mussten her. Viele Ärzte und andere Therapeuten begannen, die Psyche als Schmerzursache zu benennen. Das hieß, eine Diagnose zu stellen, die schwer zu widerlegen war. Für die betroffenen Patienten war das schlimm. Da es keinen körperlichen Befund gab, wurde ihnen unterstellt, sie bildeten sich den Schmerz nur ein. Und mehr noch: Sie sollten einmal über ihre Familie oder den Lebenspartner nachdenken, zum Psychologen gehen oder in Gruppen ebenfalls »Schmerzkranker« lernen, mit ihren Schmerzen zu leben. In dieser Zeit entstand auch die Diagnose »Fibromyalgie«, was nichts anderes heißt als »schmerzende Muskelfaser«. Diese Verlegenheitsdiagnose wurde zu einer eigenständigen Krankheit erhoben. Sie besteht darin, Schmerzen zu haben, die nicht zu erklären und laut herkömmlicher Schmerztherapie auch nicht heilbar sind.

Nun hielt das multimodale Modell Einzug, das bis heute angewendet wird. Schmerzkliniken entstanden. Orthopäden, Chirurgen, Psychologen, Anästhesisten und Physiotherapeuten sollten das Problem nun in gemeinsamer Arbeit lösen. Trotzdem nehmen Schmerzen immer weiter zu.

Verschiedene therapeutische Erfolge

Es gibt durchaus verschiedene manualtherapeutische Verfahren, die Erfolge in der Schmerzbehandlung haben. Jeder kennt beispielsweise den Effekt einer guten Massage. Sie und andere Manualtherapien wirken unbeabsichtigt teilweise ähnlich wie unsere Osteopressur. Doch oft sind sie nur auf Teilbereiche des Körpers bezogen oder nicht entsprechend systematisiert, weil die notwendigen Wirkmechanismen nicht bekannt sind. Auch die Kombination mit genau abgestimmten körperlichen Übungen ist äußerst selten. Die Faszienforschung hat die manualtherapeutischen Verfahren nach vorne gebracht. Doch trotzdem geht es nicht ohne Bewegung.

Technische Verfahren wie etwa die Stoßwellentherapie, Magnetresonanzverfahren, Elektrostimulation oder auch Operationen können erfolgreich sein, sie müssten aber ebenfalls nach der Behandlung die gesunde Programmierung der Muskulatur der Patienten durch »Hausaufgaben« anstreben. Leider sind auch hier die Zusammenhänge zumeist nicht bekannt.

In der Physiotherapie ist es nicht anders. Es gibt durchaus gute Ansätze zur Mobilisierung von Gelenken, wenn auch die Kräftigung der Muskeln, welche wieder verkürzend wirkt, häufig eine recht große Rolle spielt. Jedoch machen viele der Patienten ihre Übungen zu Hause nicht.

Energetische Therapien spielen in der Schmerztherapie selbstverständlich ebenfalls eine Rolle. Egal ob Homöopathie, Akupunktur oder die Bioresonanz – um nur einige zu nennen –, sie alle haben Auswirkungen auf die muskulären Spannungszustände und können Schmerzen deswegen mehr oder weniger gut beeinflussen. Die Schmerzursachen werden aber dadurch nicht dauerhaft beseitigt, da der Bewegungsaspekt über die Muskulatur und vor allem über die Faszien dabei zu wenig berücksichtigt wird.

Zusammenhänge erkennen

Erst die Kombination unserer Therapie mit dem anschließenden körperlichen Übungsprogramm stellt wirklich sicher, dass die Schmerzen dauerhaft fernbleiben. Nur durch das selbständige Üben ist es möglich, die im Gehirn stattfindende notwendige Umprogrammierung der Muskulatur vorzunehmen und zu erhalten. Daher war es auch so wichtig, parallel zur Schmerztherapie die Bewegungslehre Liebscher-&-Bracht Motion (siehe Seite 164) zu entwickeln.

Zu guter Letzt müssen wir uns eines ganz allgemeinen Zusammenhanges bewusst werden, wenn wir alles über Schmerzen verstehen wollen: Da Schmerzen so gut wie immer etwas mit dem Zustand unserer Muskulatur zu tun haben, beeinflussen natürlich alle Zustandsänderungen der Muskulatur unseren Schmerzzustand. Dabei ist es völlig gleichgültig, ob dies beabsichtigt ist oder nicht.

Es gibt so gut wie nichts in unserem Leben, das sich nicht auf unsere Muskulatur, genauer auf ihren Spannungszustand, auswirkt.

Schlechte Laune, Stress, Ärger, ein kalter Luftzug, Elektrosmog von der Festplatte des Computers oder dem Handy, Fön aus den Alpen, der sich ankündigende grippale Infekt, Alkohol, Phosphate in der Rindswurst – all diese Dinge können die Spannung der Muskulatur, auch die der Gefäße und der inneren Organe erhöhen. Sie wirken daher schmerzverstärkend. Gute Laune, Freude, Glück, Hoffnung, die Genesung nach der Erkältung, die Ruhe im Wald, das gemütliche Gespräch auf der Terrasse in der wärmenden Sonne oder ein wohlschmeckender Apfel entspannen dagegen unsere Muskeln. Sie wirken daher schmerzlindernd.

Aber auch die Faszien reagieren – mit einer gewissen Verzögerung – auf Stress, Elektrosmog oder eine Ernährung mit zu viel tierischem Eiweiß. Denn solche Einflüsse übersäuern das Gewebe, und dadurch ziehen sich in der Faszie enthaltene kontraktile Zellen wie Muskelfasern zusammen.

Wer diese Zusammenhänge nicht kennt, sieht sich mit einem Durcheinander von unterschiedlichsten Schmerzreaktionen konfrontiert und ist nicht in der Lage, systematisch zu therapieren und Schmerzursachen zu erkennen.

Zwölf Irrtümer über Schmerzen

Schmerz-Irrtum Nr. 1
Eine künstliche Bandscheibe oder Totalendoprothese (TEP) ist ein perfekter technischer Ersatz. Nach deren Einbau ist der Schmerz durch das »neue« Gelenk oder das »neue« Bauteil der Wirbelsäule geheilt.

Aufklärung: Eine künstliche Bandscheibe oder ein künstliches Gelenk sind immer nur ein Behelf. Ersatzteile dieser Art können die biologischen »Originalteile« nicht annähernd ersetzen. Nachdem sie eingebaut wurden, ist lediglich das Symptom beseitigt, nur die Auswirkung der meist überhöhten Muskelspannung. Deswegen sind die künstlichen Bauteile im Gelenk oft überfordert, sie lockern sich, oder es kommt zu einem Bandscheibenvorfall eine Etage höher. Bald danach tauchen die Schmerzen logischerweise wieder auf. Übrigens: Nach unserer Erfahrung ist der Großteil der Schmerzreduzierung nach Operationen darauf zurückzuführen, dass in der Narkose die Muskeln so massiv entspannen, dass dieser Effekt eine Weile anhält.

Schmerz-Irrtum Nr. 2
Schmerzen entstehen meist dadurch, dass geschädigte Bandscheiben, ein Gleitwirbel oder eine Spinalkanalstenose in der Wirbelsäule den Nerv oder dessen Wurzel reizen.

Aufklärung: Wie wir jetzt wissen, führen Schädigungen oder Veränderungen der Strukturen in über 90 Prozent der Fälle nicht zu Schmerzen. Sie werden verursacht durch überhöhte Spannungen der Muskelfasern und Faszien, und bei den Schmerzen handelt es sich um Alarmschmerzen, die vor der Schädigung auftreten, um Verschlimmerungen zu verhindern – aber auch noch parallel dazu. Löscht man die muskulären Fehlspannungsprogramme, verschwinden die Alarmschmerzen, da sie überflüssig werden.

Schmerz-Irrtum Nr. 3
Sensibilitätsstörungen (Ausstrahlungen, Kribbeln, Taubheit, Muskelschwäche) resultieren aus geschädigten Bandscheiben, die in der Wirbelsäule auf die Nervenwurzeln drücken.

Aufklärung: Weit über 90 Prozent dieser Sensibilitätsstörungen werden einzig durch dauerverspannte Muskeln verursacht. Diese drücken die Nerven und Gefäße, die durch sie hindurchführen, so ab, dass der Durchfluss oder die Informationsübertragung gestört werden. Entspannt man die verantwortlichen Muskeln, verschwinden die Sensibilitätsstörungen oft schon in der ersten Behandlung.

Schmerz-Irrtum Nr. 4
Arthrose führt durch entzündliche Vorgänge zu Arthroseschmerzen.

Aufklärung: Degenerative Vorgänge wie bei der Arthrose können eventuell zu erhöhten Stoffwechselvorgängen in den geschädigten Bereichen führen, die einen entzündlichen Charakter haben. Bei über 90 Prozent der Arthroseschmerzen handelt es sich aber tatsächlich um Alarmschmerzen, die durch das Löschen der Verspannungen rasch zu beseitigen sind. Dies erleben wir seit vielen Jahren sogar in Fällen schwerster Arthrose.

Schmerz-Irrtum Nr. 5
Schmerzmittel beseitigen Schmerzen ursächlich.

Aufklärung: Schmerzmittel egal welcher Art schaffen es zwar oft, Schmerzen zu unterdrücken, sollten aber keinesfalls über einen längeren Zeitraum genommen werden. Sie können natürlich in Notfällen genutzt werden, auch wenn es bessere – gesündere – Maßnahmen zur Akuthilfe gibt. Da Schmerzmittel genau den Alarmschmerz unterdrücken, den der Körper erzeugt, um Schädigungen zu verhindern, besteht bei längerfristiger Einnahme die Gefahr, dass exakt diese Schädigungen nun doch passieren. Darüber hinaus beseitigen diese Mittel nicht die Ursachen, und viele von ihnen enthalten Stoffe, die unserem Organismus auf längere Sicht schaden.

Schmerz-Irrtum Nr. 6
Die Ursache der »Schmerzkrankheit« Fibromyalgie ist ungeklärt, die Krankheit ist nicht heilbar.

Aufklärung: Fibromyalgie wird meist diagnostiziert, wenn mehrere Schmerzzustände gleichzeitig auftreten. Diese Schmerzzustände sind aber nach unserer Kenntnis und Erfahrung nichts anderes als eine Anhäufung einzelner Schmerzen, die über unsere Therapie sehr wirksam zu beeinflussen sind. Die psychischen Zustände der betroffenen Patienten, die in der herkömmlichen Schmerztherapie als Auslöser beschrieben werden, sind nichts anderes als die Folgen des massiven Schmerzleidens. Ursache und Wirkung werden verwechselt. Zudem haben wir bei Fibromyalgiepatienten oft die Erfahrung gemacht, dass zusätzlich zu den »überspannten« Muskelprogrammen Stoffwechselstörungen vorliegen. Diese entstehen meist aufgrund einer nicht ausgewogenen Ernährung, durch Umwelteinflüsse und psychische Belastungen.

Schmerz-Irrtum Nr. 7
Für so genannte chronische Schmerzen ist ein Schmerzgedächtnis verantwortlich, das zur Chronifizierung früherer Schmerzzustände führt.

Aufklärung: Chronische Schmerzen, im Sinne von Schmerzen, die keine Funktion haben, existieren nach Liebscher & Bracht nicht. Davon geht die herkömmliche Schmerztherapie nur aus, da ihr die wirkliche Ursache unbekannt ist. Chronische Schmerzen lassen sich unserer Erfahrung nach genauso wirksam über die Löschung der muskulären Verspannungen therapieren wie andere Schmerzzustände auch.

Schmerz-Irrtum Nr. 8
Psychische Belastungen führen zu Schmerzen. Beispielsweise »drückt etwas so auf den Rücken«, dass dieser schmerzt. Die Schmerzen können nur verschwinden, wenn diese psychischen Belastungen aufgelöst werden.

Aufklärung: Natürlich spielt die Psyche eine Rolle bei Schmerzen und psychische Traumata erst recht, aber ganz anders, als die Psychologen und Psychotherapeuten ihre Rolle in der Schmerztherapie vermuten. Aktuell seelisch nicht zu verarbeitende Erlebnisse oder Situationen »schiebt« die Psyche in Form von Spannungszuständen in bestimmte Muskelbereiche, um sie später abzubauen. Das hat die Evolution oder Gott so eingerichtet, damit wir nicht auf äußere Hilfe angewiesen sind. Bedient sich ein Mensch zu 100 Prozent seiner Bewegungsmöglichkeiten (100% Bewegung), kommt er automatisch und regelmäßig an die verspannten Muskelbereiche und dehnt sie aus. Dabei werden so viele der abgespeicherten negativen Emotionen frei, wie der Betroffene fähig ist zu verarbeiten. Die Psychotherapie ist sozusagen im »System Mensch« vorinstalliert. Im heute üblichen, extrem eingeschränkten Bewegungsspektrum kommen jedoch viele Winkel und Positionen nicht mehr vor, daher können die Spannungen körperlich nicht automatisch abgebaut werden. Dies führt zu einem »Muskelpanzer«, wie Wilhelm Reich es genannt hat. Durch unsere Osteopressur sind wir in der Lage, diese abgespeicherten negativen Emotionen zu »befreien«. Dann sind sie in der Muskulatur gelöscht und können von der Psyche »verdaut« werden. In besonders schweren Fällen kann bei diesem Prozess eine psychotherapeutische Maßnahme helfen, und dies funktioniert so gut, dass inzwischen viele Psychologen und Psychiater unsere Ausbildung absolvieren, um mit ihren Patienten effizienter psychologisch arbeiten zu können.

Schmerz-Irrtum Nr. 9
Ein guter Schmerztherapeut behandelt den Patienten so oft wie nötig, dann ist der Schmerz auf Dauer geheilt.

Aufklärung: Ein guter Schmerztherapeut sollte in der Lage sein, über 90 Prozent der heute verbreiteten Schmerzzustände in 1 bis 3 Behandlungen zu beheben oder auf einen Restwert von maximal 30 Prozent zu reduzieren. Das können wir mit unserer Liebscher-&-Bracht Schmerztherapie erreichen. Dieser Effekt kann ohne weitere Behandlung durchaus einige Wochen, ja sogar Monate anhalten. Da letztlich aber die Lebensführung beziehungsweise der Bewegungsalltag Ursache der Schmerzen sind, muss der Patient in diesen Bereichen durch das regelmäßige Üben der Engpassdehnungen etwas ändern, um dauerhaft schmerzfrei zu bleiben. Der Patient kann sich also langfristig nur selbst von seinem Schmerz heilen.

Schmerz-Irrtum Nr. 10
Ein starker Rücken kennt keinen Schmerz. Rückenschmerzen resultieren aus zu schwachen Rückenmuskeln, die gekräftigt werden müssen, damit der Schmerz verschwindet. Starke Schulter-, Knie- und Hüftmuskeln führen zu »gut gestützten« Gelenken, die keine Schmerzen mehr erzeugen.

Aufklärung: Wenn der Rücken schmerzt, müssen die Muskeln und das Bindegewebe an der Vorderseite des Körpers flexibler und verlängert werden. Es muss also nicht der Rücken stärker werden, sondern die Kraft, die nach vorne wirkt, muss vermindert werden. Ebenso sind bei jedem Gelenkschmerz die verantwortlichen verkürzten Muskeln zu entspannen und zu dehnen und nicht schwache Muskeln zu kräftigen, denn dies führt meist zu Spannungserhöhungen, die die Schmerzen verstärken.

Schmerz-Irrtum Nr. 11
Mit homöopathischen Globuli oder Akupunktur können Menschen ursächlich und dauerhaft von Schmerzzuständen befreit werden.

Aufklärung: Kein energetisches oder Informationen übertragendes Therapiesystem kann ursächlich und auf Dauer von Schmerzen befreien, da die zu sehr angespannten Muskeln und Bindegewebsverkürzungen nur über bestimmte Bewegungsübungen nachhaltig geändert werden. Homöopathen und Akupunkteure, die an unseren Ausbildungen teilnehmen, berichten sogar, dass die Wirksamkeit dieser Therapien in den letzten 20 Jahren deutlich abgenommen hat, vor allem bei älteren Menschen. Dies ist ebenfalls muskulär erklärbar, denn verspannte Muskulatur und verhärtetes Bindegewebe stauen die Energieflüsse im Menschen. Je älter die Menschen, desto mehr energetische Blockaden sind vorhanden. Deswegen schlagen Homöopathie und Akupunktur bei Kindern besser an. Interessanterweise berichten dieselben Therapeuten, dass ihre Patienten nach der Osteopressur und den Schmerzfrei-Übungen zunehmend besser auf die Globuli und Nadeln reagieren.

Schmerz-Irrtum Nr. 12
Ernährung und Umweltfaktoren haben mit Schmerzzuständen nichts zu tun. Sie sind keine Schmerzauslöser.

Aufklärung: Ebenso wie die Psyche gehören die Ernährung und der Einfluss der Umwelt untrennbar zur Beurteilung jedes Schmerzgeschehens. In unserer Schmerztherapie nennen wir das die drei indirekten Faktoren. Sie lösen Schmerzen zwar nicht direkt aus, können aber dazu beitragen, massive Schmerzzustände wie Fibromyalgie, Morbus Bechterew oder Schmerzen bei Multipler Sklerose zu beeinflussen.

Gehirn und Faszie – die beiden Ebenen der Schmerzentstehung

Durch engwinklige Bewegungen und einwinklige Positionen werden Bereiche des Gehirns, die Basalganglien, so umprogrammiert, dass die Anspannungen der Muskelfasern steigen. Durch die zunehmende Unnachgiebigkeit der Muskelfasern wird der Muskel immer unflexibler – er widersetzt sich seinem Längerwerden mit immer größerer Kraft.

Gleichzeitig reagieren die Fibroblasten auf die oben genannten Bewegungseinflüsse und weben die Faszie in minderer Qualität. Verfilzung und Verlust ihrer hochflexiblen Scherengitterstruktur sind die Folge. Die steigende Übersäuerung im Zwischenzell- und Faszienraum bewirkt, dass sich auch die kontraktionsfähigen Zellen der Faszien, die Myofibroblasten, zusammenziehen.

Damit der Bewegungsapparat durch diese steigende Belastung der Gelenke und der Wirbelsäule nicht geschädigt wird, bewirken Basalganglien und PAG einen Alarmschmerz. Dieser verhindert genau die Bewegung, die zur Arthrose oder Bandscheibenvorfällen führen würde.

Das Schmerzfrei-Programm

Spannungen der Muskeln und Faszien normalisieren, Muskeln neu programmieren

Dies sind die Bausteine unseres Schmerzfrei-Programms:

- **Wärme** als akute Maßnahme
- Mit der **Faszien-Rollmassage** überhöhte Muskelspannungen reduzieren
- Mit den **Schmerzfrei-Übungen** die Muskeln dehnen, kräftigen und neu programmieren für anhaltende Schmerzfreiheit

Wärme als akute Maßnahme
Die Hexe hat Ihnen in den Rücken geschossen. Die Schmerzen in der Schulter, die Sie schon seit Jahren kennen, sind wieder so schlimm geworden, dass Sie Ihren Arm kaum bewegen können. Sie sind mit einem schmerzhaften steifen Nacken aufgewacht. Sie sind gejoggt, und nach einigen Kilometern konnten Sie wegen Knieschmerzen nicht mehr weiterlaufen. Was tun? Um einen Therapeuten aufzusuchen, haben Sie keine Zeit. Sie sind im Urlaub und wissen nicht wohin. Sie haben keine Energie, sich selbst mit der Faszien-Rollmassage zu behandeln, geschweige denn irgendwelche anstrengenden Schmerzfrei-Übungen zu machen.

Genau in diesen Fällen können Sie eine Wärmeanwendung als Akutmaßnahme einsetzen. Die Wärme entspannt Sie genau da, wo es dringend nötig ist, und lässt den Schmerz zumindest weitgehend verschwinden. Damit wissen Sie, dass der Schmerz muskulär-faszial bedingt ist.

Überhöhte Muskelspannungen reduzieren

Mit der Faszien-Rollmassage steht Ihnen ein wirksames Instrument zur Verfügung, Ihre Schmerzen zu lindern. Wenn Sie sich unsicher sind, oder gerade bei länger anhaltenden Schmerzen können Sie zunächst für eine professionelle Einschätzung einen Schmerztherapeuten nach Liebscher & Bracht konsultieren. Wenn er feststellt, dass Ihr Schmerzzustand zu den weit über 90 Prozent gehört, die durch muskulär-fasziale Maßnahmen wirkungsvoll beeinflusst werden können, können Sie die Faszien-Rollmassage in Eigenregie angehen.

Die gesunden, entspannten Muskelprogramme installieren

Mit den in diesem Buch beschriebenen Schmerzfrei-Übungen installieren Sie gesunde, entspannte Muskelprogramme. Indem Sie diese Dehnungen selbst ansteuern, gewöhnen Sie Ihre Muskeln wieder an gesundes Funktionieren.

Sollten Sie einen unserer Schmerztherapeuten aufsuchen, so werden Sie – je nach Zustand – eventuell Dehnungen aus dem speziellen Programm der therapeutischen Engpassdehnungen bekommen. Diese Engpassdehnungen müssen unter professioneller Anleitung erlernt werden.

Hingegen sind die Schmerzfrei-Übungen in diesem Buch eine vereinfachte Version der Engpassdehnungen, die Sie leicht in Eigenregie lernen und zu Hause durchführen können – auch in Kombination mit den Engpassdehnungen.

Sollten Sie feststellen, dass Sie mit den Übungen alleine nicht gut zurechtkommen, oder möchten Sie gerne gemeinsam mit anderen trainieren, suchen Sie einen Bewegungstrainer auf, der unser Bewegungsprogramm Liebscher-&-Bracht Motion (siehe Seite 164) vermittelt. Das Bewegungsprogramm basiert auf den Engpassdehnungen, ist aber umfassender.

Indirekt wirkende Schmerzverstärker

Durch die Wärmeanwendung, die Faszien-Rollmassage und die Schmerzfrei-Übungen können Sie direkten Einfluss auf die Spannung der Muskulatur nehmen. Zusätzlich gilt es aber auch indirekte Einflüsse zu beachten, die den Menschen Stress bereiten und somit zur Anspannung beitragen.

Unser Körper reagiert auf alles, was ihm aus der Entstehungsgeschichte fremd ist: Dazu gehören unsere heutige Ernährung, Umweltbelastungen, Stress. Was der Körper nicht kennt, was in ihm nicht angelegt ist, empfindet er als bedrohlich. Die Folge sind spontane Abwehrreaktionen: Der Herzschlag erhöht sich, weiße Blutkörperchen – die Körperpolizei – schwärmen aus, Stresshormone werden frei, die Körperspannung steigt. Der Mensch wird innerlich in Verteidigungsbereitschaft versetzt. Der Körper macht sich quasi bereit zu kämpfen oder zu flüchten, auch wenn wir davon kaum etwas bemerken. Die Muskulatur und, wie man inzwischen weiß, auch bestimmte Bindegewebsanteile reagieren auf Stressbotenstoffe mit Anspannung. In der Folge wird Alarmschmerz ausgelöst, oder ein vorhandener Schmerz wird stärker.

Bei diesen Vorgängen verändert sich unsere gesamte Biochemie. Entzündungsreaktionen laufen ab, sogenannte freie Radikale nehmen überhand, viel mehr Mikronährstoffe (Vitamine, Mineralien und Spurenelemente) als im Normalzustand werden rasant verbraucht.

Hält dieser Zustand über einen längeren Zeitraum an, münden die beschriebenen Abläufe in einer zunehmenden Übersäuerung der Organe und der körperlichen Strukturen, auch des Bindegewebes. Dies verliert seine Flexibilität, wird zunehmend brüchig und zäh. Da die Muskulatur und die umgebenden Strukturen aus Bindegewebe bestehen, werden die Bewegungen immer schwergängiger. Auch das wirkt schmerzverstärkend. Zusätzlich erhöht sich die Verletzungsgefahr bei plötzlichen Bewegungen erheblich.

Blick auf das Ganze

Die beschriebenen Vorgänge müssen »umgedreht« werden. Dafür müssen die indirekten Schmerzverstärker zu heilenden Faktoren werden: Ernährung, Einflüsse der Umwelt (beziehungsweise Ihrer direkten Umgebung) und Psyche.

Diese Faktoren haben enorme Auswirkungen auf den gesamten Menschen. Besonders bei chronischen Schmerzen, Fibromyalgie, Morbus Bechterew und den entzündlichen, rheumatischen Erkrankungen sollten Sie die indirekten Einflussgrößen unbedingt beachten und positiv nutzen.

Passen Sie Ihre Lebensumstände an

Die Lebensumstände, für die wir ursprünglich optimiert sind, sind den meisten heutzutage völlig fremd. Natürlich haben wir uns in den letzten Jahrtausenden an bestimmte Beanspruchungen mehr oder weniger angepasst. Aber in den letzten hundert Jahren konnten wir das sicherlich nicht. In diesem Zeitraum haben sich unsere Ernährung, die Art der mentalen Beanspruchungen, die Belastungen, die über die Umwelt auf uns einwirken, gravierend verändert, ohne dass der menschliche Organismus eine Chance hatte mitzuhalten.

Viele dieser Neuerungen bedrohen uns, ohne dass wir es wissen: Fertig- und Konservennahrung, gentechnisch manipulierte und bestrahlte Lebensmittel, Mikrowellen, Dauerstress am Schreibtisch, Aufzüge, Rolltreppen, Mobilfunk, Computer, kabelloses Internet, sonstiger Elektrosmog aller Art, Lebensmittelzusatzstoffe, Konservierungsstoffe, Tiermilchprodukte in großer Menge, Pflanzenschutzmittel, Düngemittel, Chemie in Möbeln, Teppichen, Kleidung und Kosmetika sowie Nanotechnologie. Die Aufzählung ließe sich beliebig fortsetzen.

Ernährung, Einflüsse der Umwelt und die Psyche – diese drei Faktoren haben enorme Auswirkungen auf unsere Gesundheit.

Fühlen Sie in sich hinein. Spüren Sie, wie diese Einflüsse auf Sie wirken. Manche Patienten stellen beispielsweise fest, dass ihre Schmerzen stärker werden, wenn sie dieses oder jenes gegessen haben. Hier kann eine Überempfindlichkeit für die Betroffenen sogar von Vorteil sein, da sie schneller merken, was ihnen nicht guttut. Über individuelle Empfindlichkeiten hinaus gibt es aber Empfehlungen, die für nahezu alle Menschen gelten. Diese Empfehlungen haben wir hier für Sie zusammengefasst.

Achten Sie auf Ihre Ernährung

Der größte Gefährdungsfaktor für Ihren Schmerzzustand ist ein Übermaß an Fleisch, Fisch, Tiermilchprodukten sowie Wurstwaren. Darüber hinaus gibt es folgende Richtlinien für eine gesunde Ernährung:

Grundlagen

- Belassen Sie die Nahrungsmittel so natürlich wie möglich.
- Essen Sie täglich reichlich Obst, Gemüse und Salat.
- Verfeinern Sie Ihre Speisen mit Kräutern, Sprossen und Nüssen.
- Möglichst nur einmal wöchentlich Fisch und Fleisch.
- Gönnen Sie sich, wenn möglich, Nahrungsmittel aus kontrolliert biologischer Landwirtschaft. So können Sie die Aufnahme von Pestiziden, genveränderten Produkten, bestrahlten Nahrungsmitteln, Arzneimittelrückständen und eventuell schädlichen Zusatzstoffen vermeiden.
- »Essen« Sie Wasser in Form von Obst. So versorgen Sie sich gleichzeitig mit lebensnotwendigen Vitaminen und Mineralien.
- Reduzieren Sie den Konsum von Tiermilchprodukten so weit wie möglich.
- Verwenden Sie hochwertige Öle, wie kaltgepresstes Leinöl, Weizenkeimöl, Walnussöl, Rapsöl, Hanföl sowie Olivenöl.
- Essen Sie abends so früh wie möglich. Nachts regeneriert sich der gesamte Organismus. Das bezieht sich auch auf unser Bewegungssystem.

Schauen Sie auf Ihre direkte Umgebung

Größter Gefährdungsfaktor für Ihren Schmerzzustand sind die uns überall umgebenden elektrischen Spannungsfelder. Besonders gefährlich sind sie am Schlafplatz.

- Entfernen Sie jeglichen Elektrosmog aus Ihrem Schlafzimmer. Am besten schalten Sie vor dem Schlafengehen die Sicherungen ab oder lassen sich einen Netzfreischalter einbauen. Die Fähigkeit des Menschen, störende Einflüsse abzuwehren, sinkt im Schlaf um 90 Prozent!

- Telefonieren Sie möglichst über das Festnetz. Gesundheitliche Schäden im Zusammenhang mit häufigen Handytelefonaten sind mittlerweile klar nachgewiesen. Wenn Sie mit einem Handy telefonieren, dann möglichst über die Freisprechanlage mit einem Gerät, das einen möglichst geringen SAR-Wert (Messeinheit für die Auswirkung der Sendeleistung auf unseren Körper) hat.
- Achten Sie beim Kauf von Möbeln, Teppichen, Gardinen, Matratzen, Kleidung, Kosmetika auf möglichst schadstoffarme Herstellung.

Die Rolle der Psyche
Der größte Gefährdungsfaktor für Ihren Schmerzzustand ist der wachsende Dauerstress, vor allem wenn er nicht über körperliche Betätigung abgebaut wird.

- Stellen Sie sich die Frage: »Bin ich glücklich mit den Menschen, mit denen ich lebe?«
  Wenn kein klares »Ja« die Antwort ist, suchen Sie Strategien und Möglichkeiten, dies zu ändern.
- Stellen Sie sich die Frage: »Bin ich glücklich, wo ich lebe?«
  Wenn kein klares »Ja« die Antwort ist, suchen Sie Strategien und Möglichkeiten, dies zu ändern.
- Stellen Sie sich die Frage: »Bin ich glücklich mit dem, was ich tue?«
  Wenn kein klares »Ja« die Antwort ist, suchen Sie Strategien und Möglichkeiten, dies zu ändern.

TEIL II:

PRAXIS
DAS SELBSTHILFEPROGRAMM BEI SCHMERZEN

Soforthilfe im Akutfall: Wärmeanwendung

Bei akuten Schmerzen gehen Sie in die Badewanne oder unter die Dusche. Durch die Wärme sinkt die muskuläre Spannung, es entspannt sich insbesondere der Bereich, der für die Schmerzen verantwortlich ist. Dadurch sinkt auch der Alarmschmerz. Zudem wird die Durchblutung erhöht, und damit wird auch der Stoffwechsel in dieser Region angeregt. Abfallstoffe können besser abtransportiert und ausgeschieden werden. In der Badewanne entspannen Sie sich durch das geruhsame Liegen außerdem mental. Spezielle ätherische Öle können diesen Prozess unterstützen.

Wenn Wärme hilft, können Sie sicher sein, dass Ihr Schmerz muskulär-faszial verursacht ist.

Das ist bei der Wärmeanwendung zu beachten

Bitte beachten Sie, dass die Wärmeanwendung lediglich als Akutmaßnahme gedacht ist, also für Situationen, in denen es Ihnen nicht möglich ist, die Faszien-Rollmassage oder die Schmerzfrei-Übungen auszuführen, einen unserer Schmerztherapeuten oder einen Arzt aufzusuchen, und Sie keine Schmerzmittel einnehmen möchten. Sie sollten die Wärmeanwendung nur so lange durchführen, bis Sie die Faszien-Rollmassage oder noch besser die Schmerzfrei-Übungen anwenden können. Nur diese verändern dauerhaft Ihren Zustand.

Wenn Wärme nicht wirkt

Sobald Sie merken, dass die Wärme Ihnen nicht hilft, wenn die Schmerzen sich sogar verstärken, brechen Sie sofort ab. Auch dürfen Sie Wärme nicht einsetzen, wenn Sie sich verletzt, gestoßen, gezerrt oder geprellt haben. In diesen Fällen ist die entsprechende Stelle so schnell wie möglich zu kühlen, damit innere Ausblutungen möglichst klein bleiben und die Stelle nicht so sehr anschwillt. Lassen Sie die Verletzung gegebenenfalls auch von Ihrem Arzt abklären.

Die Wärmeanwendung soll Ihnen helfen, einen Akutfall zu überstehen. Sie beseitigt aber nicht die Ursache Ihrer Schmerzen.

Einen Tag später können Sie die Wärme wieder einsetzen, um den Heilungsprozess zu beschleunigen und die Schmerzen gegebenenfalls zu reduzieren, bis Sie nach der Ausheilung mit der Faszien-Rollmassage und den Schmerzfrei-Übungen beginnen können.

Keine Wärme bei Entzündungen

Prinzipiell dürfen Wärmeanwendungen niemals bei akuten Entzündungen angewendet werden! Wie erkennen Sie eine »echte« Entzündung? Drei Eigenschaften weisen zusätzlich zum Schmerz darauf hin: Eine Entzündung ist heiß, rot und geschwollen. Oft pocht sie auch, und die Stelle ist schon bei leichter Berührung der Haut sehr druckempfindlich.

Wenn Sie sich nicht sicher sind, fühlen Sie in sich hinein, und fragen sich, ob Ihnen eher Kälte oder Wärme guttut. Im Normalfall können Sie diese Frage spontan und sicher beantworten. Im Zweifel fragen Sie Ihren Arzt oder Heilpraktiker.

So führen Sie die Wärmeanwendung durch

Dusche oder Badewanne
Ob Sie unter die Dusche gehen oder ein Bad nehmen, hängt davon ab, wo Sie Schmerzen haben und welche Möglichkeiten Ihnen zur Verfügung stehen. Der Entspannungseffekt ist in der Badewanne sicherlich größer, da der ganze Körper der höheren Temperatur ausgesetzt ist. Der Vorteil der Dusche ist, dass Sie gezielter auf bestimmte Körperbereiche oder Gelenke einwirken können. Probieren Sie aus, was Ihnen guttut.

Wenn Sie keine Badewanne haben, aber trotzdem bequem sitzen möchten, stellen Sie einfach einen Kunststoffstuhl in die Dusche.

Die richtige Temperatur
Die Temperatur stellen Sie bitte so ein, dass das Wasser angenehm heiß ist. Nur warm hat zu wenig Wirkung, zu heiß führt eher dazu, dass sich die Muskeln noch mehr anspannen. Die richtige Temperatur erkennen Sie daran, dass Sie sich gerade noch wohlfühlen und sich nicht anspannen, um die Hitze ertragen zu können. Sie müssen bei der Berührung mit dem Wasser »loslassen« können.

Düfte steigern die Wirkung
Wenn Sie baden, können Sie die entspannende Wirkung noch erhöhen, indem Sie einige Tropfen reines ätherisches Öl ins Wasser geben. Hierzu eignen sich am besten Zitrone, Jasmin, Fenchel, Lavendel, Melisse sowie Rose. Achten Sie bei der Auswahl auf gute, am besten biologisch kontrollierte Qualität.

Nach der Wärmeanwendung sind Sie entspannt und beweglicher – nutzen Sie dies, und beginnen Sie vorsichtig mit der Faszien-Rollmassage oder den ersten Schmerzfrei-Übungen.

Die Wärme gezielt einsetzen

Unter der Dusche können Sie gezielter vorgehen. Stellen Sie den Duschstrahl möglichst weich ein, nicht pulsierend. Das Wasser muss sich angenehm und entspannend anfühlen. Danach trocknen Sie sich ausgiebig ab (damit erzielen Sie einen zusätzlichen Massage-Effekt) und ziehen sich warm an.

- **Schmerzen rund um den Kopf, Hals und Nacken:** Beginnen Sie ausgiebig rund um die Nackenregion, dann richten Sie den Duschstrahl auf den Schädel, den Halsbereich und zum Schluss auf das Gesicht. Wärmen Sie diese Bereiche rundherum an.
- **Schmerzen in den Schultern, Armen, Ellbogen, Handgelenken und Händen:** Beginnen Sie rund um die Schulter inklusive Schulterblatt und Brust, dann richten Sie den Duschstrahl auf die Oberarme von vorne und von hinten, auf die Ellbogen von innen und von außen, schließlich auf die Unterarme und Hände von vorne und von hinten. Es genügt, die betroffene Seite anzuwärmen.
- **Schmerzen in der Brust, am oberen Rücken, beim Atmen:** Beginnen Sie am Rücken vom Nacken abwärts bis zur Lendenwirbelsäule, dann gehen Sie vom Hals abwärts bis zum Bauchnabel. Gehen Sie vor allem auch an den Rippenbögen entlang. Wärmen Sie den oberen Rumpf rundherum an.
- **Bauchschmerzen, Schmerzen im unteren Rücken, Hüft- und Leistenschmerzen, Gesäßschmerzen:** Beginnen Sie an der Innenseite der Oberschenkel in der

Leistenregion, dann behandeln Sie ausgiebig die Leiste und den Bauch bis zu den Rippenbögen, richten den Duschstrahl auf die Hüften von der Seite bis hoch zur Lende, das Gesäß und den gesamten unteren Rücken. Wärmen Sie den unteren Rumpf rundherum an.

- **Schmerzen im Oberschenkel, rund um Knie, Wade, Schienbein, Achillessehne, Fußgelenk und Fuß:** Beginnen Sie mit dem Oberschenkel, dann richten Sie den Duschstrahl auf das Knie und die Kniekehle, behandeln die Wade ausgiebig, danach das Schienbein, rings um das Fußgelenk und den Fuß.

Ihr Online-Video-Bereich zum angeleiteten Üben

Wir haben extra für Sie als Leser dieses Buches unter www.Liebscher-Bracht.com/rds einen kostenfreien, exklusiven Online-Übungsbereich eingerichtet. Alle Abläufe der Faszien-Rollmassage und der Schmerzfrei-Übungen werden persönlich von Roland Liebscher-Bracht in Mitmachlänge angeleitet. Dadurch können Sie die beiden Selbsthilfetechniken sehr gut nachvollziehen. Ina, die Ihnen vielleicht aus vielen YouTube-Videos unseres Liebscher-Bracht-Kanals bekannt ist, macht die Übungen vor. Bitte nutzen Sie diesen ebenfalls kostenfreien Kanal auch dafür, die Selbsthilfetechnik »Light-Osteopressur« kennen und anwenden zu lernen. Dabei handelt es sich um unser »Drücken« an bestimmten Stellen des Körpers zur akuten Selbsttherapie.

Faszien-Rollmassage

Die Faszien-Rollmassage hilft Ihnen, Verantwortung für Ihre Schmerzfreiheit zu übernehmen. Die Muskel- und Faszienspannungen werden behandelt, die Fehlprogrammierungen werden entfernt und die Schmerzen verschwinden.

So wirkt die Faszien-Rollmassage

Bei der Faszien-Rollmassage werden durch den Druck auf die Gewebeschichten die Durchblutung und Stoffwechsel in Muskeln und Faszien angeregt, Anspannungen werden aufgelöst.

Der Druck bringt die Zwischenzellflüssigkeit, die den Raum zwischen den Zellen und dem Netz von Bindegewebsfädchen ausfüllt, in Bewegung. Dadurch werden übersäuerte Ansammlungen von Stoffwechselabfallprodukten aufgelöst, die Zellen werden besser mit Nährstoffen und Sauerstoff versorgt, die Abfallstoffe können wieder abfließen und zusammengezogene Zellen der Faszien können loslassen (siehe Seite 22). Auch die verschiedensten Rezeptoren im Bindegewebe und Verspannungspunkte in den Muskeln werden aktiviert und aufgelöst und sorgen mehr und

Nach einer Wärmebehandlung sind Durchblutung und Stoffwechsel angeregt – eine Faszien-Rollmassage ist nun besonders effektiv.

mehr dafür, dass der Körper die Spannung aus den betroffenen Muskelpartien herausnehmen kann. Die überhöhten Muskel- und Faszienspannungen werden gelöscht, der Alarmschmerz klingt ab.

Sicherheit in der Selbstbehandlung

Die Faszien-Rollmassage, die wir extra für Schmerzpatienten entwickelt haben, ist sanfter als die Osteopressur, deren Anwendung aus Sicherheitsgründen Ärzten und Therapeuten vorbehalten ist. Bei der Ausarbeitung war es für uns das oberste Gebot, ein wirkungsvolles Instrument zur Selbstbehandlung zur Verfügung zu stellen, das von jedem ohne spezielle Ausbildung eingesetzt werden kann.

Die Faszien-Rollmassage ist ungefährlich – natürlich müssen trotzdem bestimmte Richtlinien beachtet werden. Bei ruhigem und bewusstem Umgang mit den Bällen und der Rolle können Nerven, Gefäße und sonstige empfindliche Strukturen nicht verletzt werden.

Zahlreiche positive Nebeneffekte für Ihre Gesundheit

Ein weiterer, nicht zu unterschätzender Aspekt bei der Faszien-Rollmassage ist das Training von Kraft und Beweglichkeit. Vor allem Schulter und Arm werden trainiert, durch die verschiedenen Positionen werden aber auch die Kraft, Beweglichkeit und muskuläre Ansteuerungen des gesamten Körpers verbessert. Diese körperlichen Fertigkeiten nehmen bei regelmäßiger Anwendung der Faszien-Rollmassage deutlich spürbar zu. Auch das Bewusstsein für die verschiedenen Körperbereiche steigt, die Körperwahrnehmung wird besser, was wiederum beim Umgang mit den Schmerzen hilft.

Dadurch, dass Sie bei der Rollmassage lernen, permanent nach Regionen zu suchen, die schmerzhafter sind und diese entsprechend zu berücksichtigen, verliert der Schmerz viel von seiner bedrohlichen Wirkung. Er wird im wahrsten Sinne des Wortes »anfassbarer«.

Die Wirkungen der Faszien-Rollmassage im Überblick

- Spannungsknoten und Spannungsverläufe in der Muskulatur werden aufgelöst.
- Die Kapillargefäße werden besser durchblutet.
- Das Bindegewebe wird mit Flüssigkeit versorgt, dadurch gelangen mehr Nährstoffe und Sauerstoff in die Zellen, und Abfallprodukte werden besser beseitigt.
- Es werden unterschiedliche Rezeptoren aktiviert, dadurch normalisiert sich die Muskel- und Faszienspannung.
- Durch das Löschen der Alarmschmerzprogramme im Gehirn werden Schmerzen reduziert oder beseitigt.
- Genetisch eingebaute Regulationsmechanismen werden aktiviert, dadurch findet im vegetativen Nervensystem ein Neustart statt (siehe Seite 27).
- Kraft, Beweglichkeit und muskuläre Ansteuerung werden gesteigert, dadurch entsteht ein besseres Körperbewusstsein.

So setzen Sie die Faszien-Rollmassage ein

Je nach Ihren Bedürfnissen gibt es ganz unterschiedliche Möglichkeiten, die Faszien-Rollmassage einzusetzen. Sie können damit Ihre Schmerzen behandeln oder sie zur Nachbehandlung nach dem Besuch eines unserer Schmerztherapeuten einsetzen. Sie ist aber auch gut dafür geeignet, Verspannungen zu beseitigen und das allgemeine Wohlbefinden zu steigern.

Schmerzen behandeln

In erster Linie werden Sie mit der Rollmassage natürlich Ihre Schmerzen behandeln. Sie können sie direkt einsetzen oder nach einer Wärmebehandlung. In diesem Fall bringen Sie mit der Faszien-Rollmassage die Schmerzen noch weiter zum Abklingen oder verankern den Effekt der Wärmebehandlung.

Zur Nachbehandlung einer Liebscher-&-Bracht Schmerztherapie

Waren Sie bei einem unserer Schmerztherapeuten, dann haben Sie von ihm nach der erfolgreichen Behandlung mit Osteopressur die therapeutischen Engpassdehnungen gezeigt bekommen. Mit der Faszien-Rollmassage können Sie die Wirkung dieser Übungen verbessern. Fällt es Ihnen schwer, die Engpassdehnungen auszuführen, helfen Ihnen die Rollmassage oder auch die einfacheren Schmerzfrei-Übungen, Ihren Zustand zu halten.

> *Wenn nichts hilft*
>
> Wir geben Ihnen hier drei äußerst effektive Werkzeuge an die Hand, mit denen Sie Ihre Schmerzen spürbar lindern können: die Wärmeanwendung, die Faszien-Rollmassage und die Schmerzfrei-Übungen. Falls Ihre Schmerzen trotzdem nicht nachlassen oder sogar stärker werden, suchen Sie bitte unbedingt einen unserer Schmerztherapeuten oder Ihren Arzt auf.

Das Wohlgefühl steigern

Auch wenn Sie nicht an Schmerzen leiden, bringt Ihnen die Faszien-Rollmassage eine Menge Vorteile. So können Sie bei spürbaren Verspannungen den jeweiligen Bereich behandeln. Bei Zuständen, die unangenehm sind, deretwegen man aber nicht unbedingt gleich zum Arzt gehen würde, eignet sich die Massage ebenfalls sehr gut dazu, das Wohlbefinden zu verbessern.

Die Faszien-Rollmassage hilft Ihrem Körper grundsätzlich, auf allen Funktionsebenen Nachteile der heutigen Lebensweise auszugleichen. Gesundheit ist letztlich ein Zustand, der sich nur einstellen kann, wenn die Flüssigkeiten im Körper zirkulieren. Dadurch erst können die Zellen optimal versorgt und alle Abfallstoffe beseitigt werden. Dafür ist die Faszien-Rollmassage eine ideale Unterstützung.

Das ist bei der Faszien-Rollmassage zu beachten

Die folgenden Ausführungen sind eine Anleitung für alle Faszien-Rollmassagen. Beachten Sie diese Hinweise bitte, so werden Sie bestmögliche Ergebnisse erzielen.

Welche Schmerzfrei-Zonen Sie bei welchen Beschwerden behandeln, können Sie auf Seite 152f. nachlesen.

Wie bereits erläutert, gibt es zwölf Bereiche, in denen muskulär-fasziale Engpässe auftreten können (siehe Seite 31). In diesen Bereichen finden sich die fünfzehn Schmerzfrei-Zonen, die Sie mit der Faszien-Rollmassage behandeln können.

Dauer der Massage

Sie können die Faszien-Rollmassage anwenden, so oft Sie möchten. Die Dauer einer Eigenbehandlung beträgt 8 bis 20 Minuten, abhängig davon, welche und wie viele Bereiche Sie behandeln. Die Schmerzfrei-Zonen werden jeweils zwischen 2 und 5 Minuten gerollt – so lange, bis Sie eine deutliche Entspannung und Linderung der Beschwerden spüren. In der Tabelle auf Seite 152f. finden Sie eine Übersicht darüber, welche Zonen Sie bei welchen Beschwerden behandeln können.

Zeit und Ruhe

Die Reihenfolge, in der Sie die Zonen behandeln, ist ganz Ihnen überlassen. Auch die Tageszeit können Sie nach Ihren persönlichen Vorlieben wählen. Wichtig ist nur, dass Sie in der Zeit, in der Sie die Eigenbehandlung durchführen, Ruhe haben, ungestört sind und nicht der nächste Termin schon überfällig ist. Denken Sie bitte immer daran, dass Stress, vor allem Zeitdruck, sehr hinderlich ist für eine Schmerzreduzierung. Denn Stress beeinflusst massiv die Spannung unserer Muskulatur und treibt sie nach oben.

Die Kraft der Gewohnheit nutzen

Es ist vorteilhaft, die Faszien-Rollmassage immer am selben Ort und zur selben Zeit durchzuführen. So wird sie zu einer Gewohnheit, zu einem Teil Ihres Alltags, was zu einer ruhigen, gelösten Atmosphäre beiträgt, die Ihre angestrebte Entspannung und Befreiung von Schmerzen unterstützt.

Machen Sie sich zunächst mit der Schmerzfrei-Zone vertraut, sie ist auf den Abbildungen abgeblasst markiert. Probieren Sie dann die beschriebenen Varianten, und finden Sie heraus, bei welcher Sie sich am wohlsten fühlen und welche Ausführung Ihnen am leichtesten fällt.

Die geeignete Variante für jeden

Bei der Behandlung werden die Schmerzfrei-Zonen auf eine bestimmte Weise mit einem Ball oder der Rolle gerollt. Wie Sie dies konkret umsetzen, hängt ein wenig von Ihren körperlichen Fähigkeiten ab, von Ihrer Beweglichkeit. Daher haben wir Varianten beschrieben, beispielsweise was Ihre Position angeht oder ob Sie mit einer Hand oder mit beiden Händen rollen. Wählen Sie zunächst die Variante aus, die Ihnen am leichtesten fällt. Mehr und mehr sollten Sie aber auch die anderen ausprobieren, denn Ihre Beweglichkeit und Kraft werden sich immer weiter verbessern.

Die richtige Dosierung

Es ist sehr wichtig, die Stärke der Faszien-Rollmassage richtig zu dosieren. Grundlage dafür ist eine Skala von 1 bis 10. Ein Wert von 1 bedeutet, dass Sie kaum etwas verspüren, ab 10 ist der ausgelöste Rollschmerz so groß, dass er belastend, störend, verspannend, also negativ wirkt. Es ist gut, einen Wert von 9 oder 9,5 anzustreben, aber auch niedrigere Werte führen zu steigendem Wohlbefinden. Sie werden schnell die Stärke herausfinden, die Ihnen persönlich am angenehmsten ist.

Das passende Rollwerkzeug für jeden

Jeder Mensch ist anders gebaut. Die Knochen sind unterschiedlich geformt, das Bindegewebe ist bei dem einen weicher, bei dem anderen fester, die Muskulatur ist bei jedem anders ausgeprägt, die Fettschichten sind unterschiedlich dick und die Berührungsempfindlichkeit sowie Vorlieben individuell sehr verschieden.

Daher gibt es eine spezielle Zusammenstellung an Rollwerkzeugen, ein Schmerzfrei-Set, das wir eigens für diese Rollmassage entwickelt haben. Wir optimierten unterschiedlich große Bälle und Rollen mit denen Sie bestmögliche Ergebnisse bekommen. Form, Größe, Festigkeit des Materials und die Oberflächenbeschaffenheit sind dabei ausschlaggebend.

Damit wird jeder Körperzustand, jede Körperstruktur und jeder Körperbereich abgedeckt (Bezugsquelle siehe Seite 160).

Ansonsten können Sie sich auch mit Bällen für Kinder oder Hunde aushelfen, die Sie in Sportgeschäften, Spielzeug- oder Hundeläden erwerben können.

Individuelle Umsetzung

Bei den Massageanleitungen schlagen wir Ihnen die Werkzeuge vor, die unserer Erfahrung nach am häufigsten passen, und wir beschreiben die Behandlung sowohl mit dem Ball als auch mit der Rolle. Doch wie gesagt ist jeder Körper anders. Daher ist es Ihre Aufgabe, beim Rollen der verschiedenen Zonen jeweils den Ball oder die Rolle zu benutzen, bei denen Sie den besten Effekt verspüren und mit denen Sie sich am wohlsten fühlen. Es kann durchaus sein, dass Sie für eine Zone mehrere unterschiedliche Werkzeuge einsetzen. Oder Sie bevorzugen einen Tag später ein anderes Werkzeug, denn Ihr muskulärer Zustand ändert sich und damit auch die Empfindlichkeit der verschiedenen Stellen. Vor Ihnen liegt eine interessante Entdeckungsreise, bei der Sie die Ursache für Ihre Schmerzen beseitigen und Ihren Körper auf eine völlig neue Art und Weise kennenlernen können.

Welche Rollwerkzeuge und welche Technik Sie verwenden, ist letztlich Ihre Entscheidung. Sie spüren am besten, was Ihnen guttut.

Die Rolltechnik

Bei der Rolltechnik unterscheiden wir für die Bälle vier Grundbewegungen, auf die letztlich alle Rollbewegungen zurückzuführen sind: Von oben nach unten und wieder zurück, von links nach rechts und wieder zurück, sowie Spiralen, also Kreisbewegungen rechts herum und links herum. Bei der Rolle entfallen die Spiralen, dafür ist die gerollte Fläche deutlich größer. Probieren Sie es einfach aus – so unterschiedlich, wie die verschiedenen Bälle und die Rolle eingesetzt werden, um die besten Effekte zu erreichen, so individuell sind die optimalen Rollbewegungen.

Die Rolltechniken im Überblick:

- *Linie:* in einer geraden Linie hin- und herrollen. Die Richtung ist bei der Anleitung jeweils angegeben.
- *Spirale:* in einer kreisförmigen Bewegung rollen. Die Richtung ist bei der Anleitung jeweils angegeben.

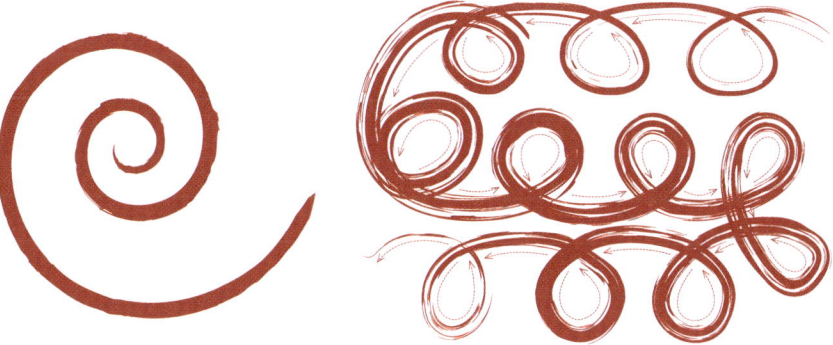

Spiral-Rollrichtung von innen nach außen und umgekehrt

Schleifen-Rollrichtungen

Übung macht den Rollmeister

Bei der Faszien-Rollmassage behandeln Sie Bereiche, in denen die Druckempfindlichkeit größer ist als an anderen Stellen. Um diese zu finden, rollen Sie zunächst die ganze Zone ab, um einen Überblick zu bekommen. Testen Sie verschiedene Ballgrößen und die Rolle, um die entsprechenden Stellen bestmöglich bearbeiten zu können.

Bestmöglich bedeutet, dass Sie einen angenehmen Rollschmerz auslösen. Er muss positiv für Sie sein, man spricht von einem »Wohlfühlschmerz«. Viele sagen, dass es ein bisschen weh tut, dass es sich aber gut anfühlt. Sobald Sie zurückzucken, ausweichen, sich verspannen, ist der Druck zu stark. Wählen Sie dann einen größeren oder kleineren Ball, verwenden Sie die Rolle, oder mindern Sie den Druck.

Bitte nutzen Sie für Ihre Einschätzung des Rolldrucks, für die Auswahl des Balls und die Entscheidung über die Art der Rollbewegung immer die Skala von 1 bis 10 (siehe oben). Je länger Sie in einer Behandlung rollen, je öfter Sie die Behandlung wiederholen, desto mehr wird die Druckempfindlichkeit nachlassen. Dies ist das Ziel. Denn nachlassende Druckempfindlichkeit bedeutet entspannte, flexiblere Muskeln und Faszien.

Auf der beiliegenden DVD finden Sie für alle Rollmassagen praktische Übungsbeispiele.

Tipps für beste Schmerzreduzierung

Neben der Beeinflussung unterschiedlicher Rezeptoren besteht die Funktion der Rolle darin, die Zwischenzellflüssigkeit zwischen den Zellen und den Faszien großflächig zu bewegen. So können Sie Abfallstoffe wegbewegen sowie Nährstoffe und Sauerstoff verteilen und zu den Zellen bringen. Gleichzeitig können Sie regional übersäuerte Regionen auflösen. Das hat den Effekt, dass kontrahierte Myofibroblasten sich entspannen können. Wenn das »Körpergelände« es zulässt, sollten Sie also mit der Rolle beginnen.

Der Ball beeinflusst die Rezeptoren und bewegt die Flüssigkeiten ebenfalls. Allerdings eher kleinflächig. Dadurch eignet er sich besser, Spannungsknoten und Spannungslinien in den Muskelfasern aufzulösen und durch die darüber liegenden Gewebe hindurch Druck auf die Knochen wirken zu lassen.

Die Faszien-Rollmassage im Überblick

Anwendung
- Als Akutmaßnahme bei Schmerzen
- Nach der Wärmeanwendung, um die Wirkung zu verstärken
- Nach der Behandlung beim Therapeuten, um die Wirkung zu verstärken und die therapeutischen Engpassdehnungen zu unterstützen
- Vorbeugend und als Wellness- und Gesundheitsanwendung

Grundsätzlich zu beachten
- Ausreichend Zeit und Ruhe nehmen
- Der Rollschmerz soll auf einer Skala von 1 bis 10 höchstens 9 bis 9,5 betragen
- Jeweils den geeigneten Ball oder die Rolle wählen, dies kann sich von Zone zu Zone und von Tag zu Tag ändern

Durchführung
- 1- bis 2-mal täglich an 3 bis 6 Tagen die Woche üben
- Die Bereiche je nach Größe etwa 2 bis 5 Minuten lang abrollen
- Zu Beginn die Schmerzfrei-Zone vollständig abrollen
- Zonen dort intensiver bearbeiten, wo die Empfindlichkeit am größten ist
- Rolltechnik so wählen, dass die Zonen am besten bearbeitet werden können

Die Faszien-Rollmassage in der Praxis

Faszien-Rollmassage Zone 1: Gesicht/Schädeldach

Rollfläche: Der Bereich, der vorne von den Augenbrauen, seitlich vom Jochbein und hinten von der Schädelkante begrenzt wird
Rollwerkzeug: Mini-Kugel, Mini-Rolle
Rolltechnik: Spirale, Linie

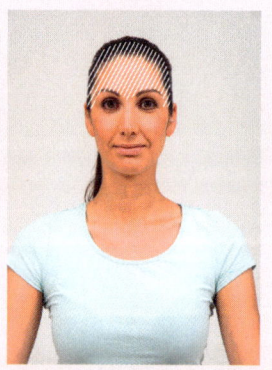
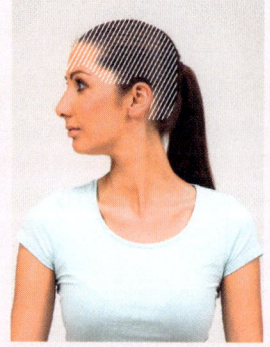
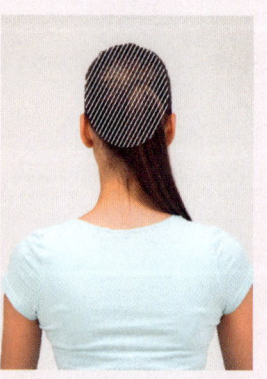
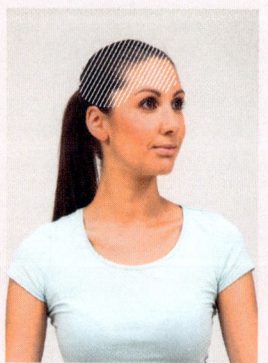

Faszien-Rollmassage

Anleitung

- Sie sitzen auf einem Stuhl oder auf dem Boden.
- Rollen Sie mit der Mini-Kugel behutsam die Umrandungslinie in kleinen Spiralen ab, danach spiralförmig die Fläche. Während im seitlichen Kopfbereich meist mit einer Hand gerollt wird, können Sie auf dem oberen und hinteren Kopf zur besseren Führung mit der anderen Hand helfen.
- Mit der Mini-Rolle am seitlichen Kopf die Fläche zwischen Schläfe und Wange in Linien abrollen. Am oberen und hinteren Kopf können Sie zur besseren Führung mit der anderen Hand helfen. Die Linienrichtung ist dann von der hinteren Schädellinie bis zur Stirn.

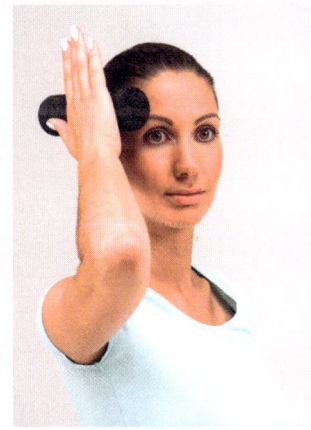

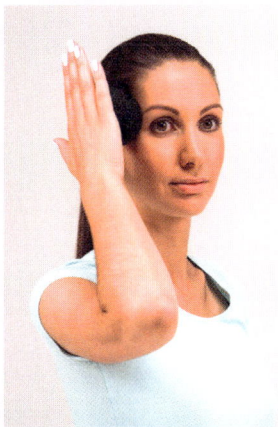

Hinweise

Vor allem beim kleinen Ball achten Sie bitte darauf, dass der Anpressdruck im Bereich der Schläfe nicht zu groß ist. Mit der Rolle suchen Sie den Winkel, bei dem sich das Abrollen möglichst gleichmäßig anfühlt.

Online-Übungsbereich: www.liebscher-bracht.com/rds

Faszien-Rollmassage Zone 2: Gesicht/Unterkiefer

Rollfläche: Der Bereich, der vorne oben von den Augen, an der Seite oben vom Jochbein und unten von Kinn und Unterkieferkante begrenzt wird
Rollwerkzeug: Mini-Kugel, Mini-Rolle
Rolltechnik: Spirale, Linie

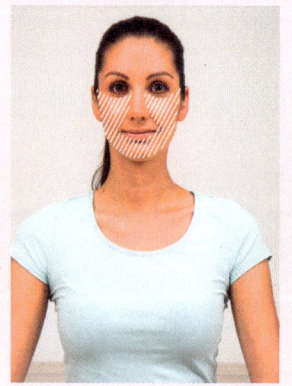
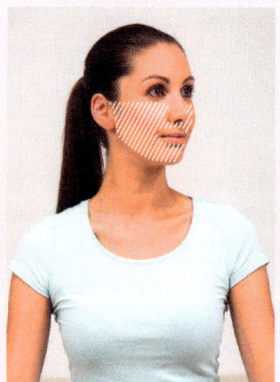
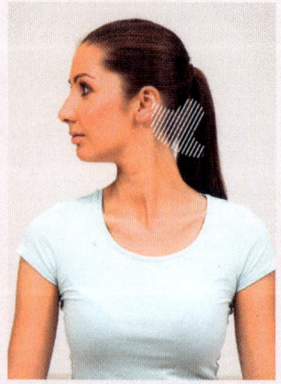

Anleitung

- Sie sitzen auf einem Stuhl oder auf dem Boden.
- Mit der Mini-Kugel behutsam die Umrandungslinie in kleinen Spiralen abrollen.
- Danach spiralförmig und in Linien die Fläche zwischen Wangenknochen und Unterkiefer abrollen.
- Unterhalb der unteren Zahnreihe und oberhalb der oberen Zahnreihe das Zahnfleisch behutsam in Querlinien abrollen.

Hinweise

Setzen Sie die Mini-Kugel vor allem im Bereich der Zähne und Augen vorsichtig auf, und steigern Sie erst den Druck, wenn Sie die Zone erkundet haben.

Online-Übungsbereich: www.liebscher-bracht.com/rds

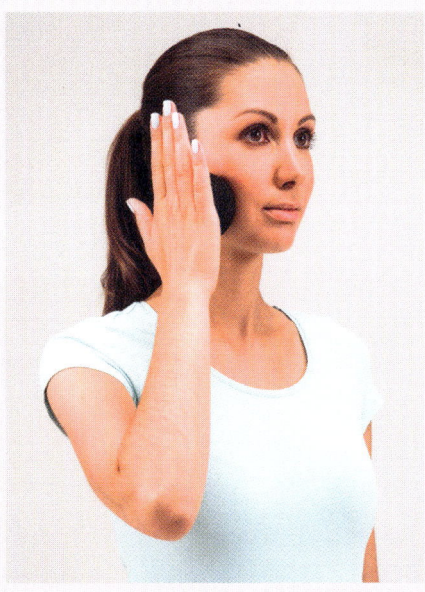

Faszien-Rollmassage Zone 3: Hals/Nacken

Rollfläche: Der Bereich, der oben von Kinn, Unterkiefer, Ohr und unterer Schädelkante und unten vom Schlüsselbein und vom oberen Rand des Schulterblatts begrenzt wird
Rollwerkzeug: Mini-Kugel, Mini-Rolle, Medi-Rolle
Rolltechnik: Spirale, Linie

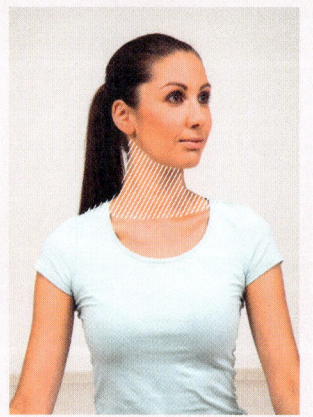
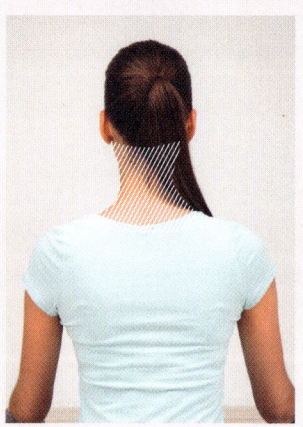
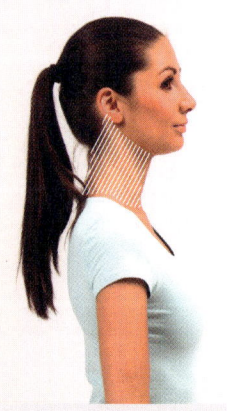

Faszien-Rollmassage

Anleitung
- Sie sitzen auf einem Stuhl oder auf dem Boden.
- Mit der Mini-Kugel rollen Sie behutsam die Umrandungslinie in kleinen Spiralen ab.
- Danach rollen Sie die Fläche spiralförmig und in Linien ab: zwischen Unterkiefer und Schlüsselbein, zwischen Ohr und Schulterblatt und zwischen Schädel und Rücken.
- Den seitlichen Bereich des Halses erreichen Sie besser, wenn Sie den Kopf leicht zur Seite neigen. Um den rückwärtigen Bereich besser zu erreichen, können Sie Ihren Ellbogen mit der anderen Hand unterstützen und auch die Mini- und Medi-Rolle verwenden.

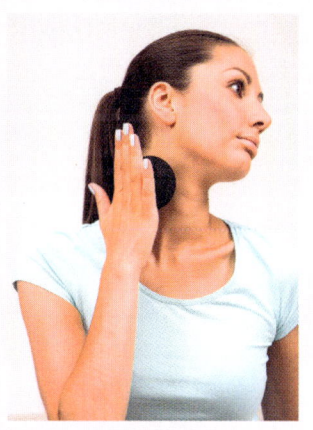

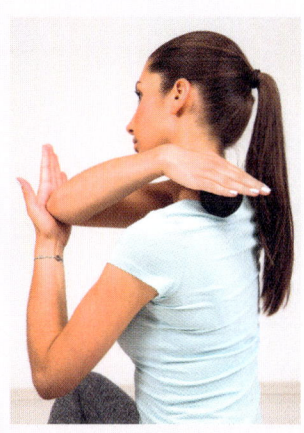

Hinweise
Im Bereich des Halses sollten Sie nur sehr vorsichtig und von der Seite arbeiten. Der frontale Halsbereich und der Kehlkopf dürfen nicht gerollt werden. Den seitlichen Nacken rollen Sie bei der Linienanwendung parallel zum Schlüsselbein und Schulterblatt. Je mehr Sie sich der Halswirbelsäule nähern, desto mehr rollen Sie parallel zu dieser. Um diesen Bereich besser zu erreichen, können Sie den Kopf leicht nach vorne neigen. Online-Übungsbereich: www.liebscher-bracht.com/rds

Faszien-Rollmassage Zone 4: Bauch

Rollfläche: Der Bereich, der oben vom Rippenbogen und unten von Schambein, Leiste und oberem Beckenrand begrenzt wird
Rollwerkzeug: Mini-Kugel, Medi-Kugel, Mini-Rolle
Rolltechnik: Spirale, Linie

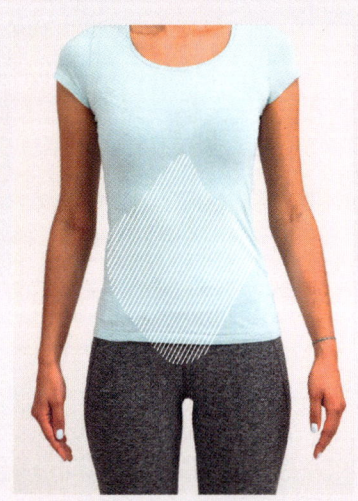

Anleitung

- Legen Sie sich auf den Boden oder auf ein Bett mit möglichst fester Matratze.
- Rollen Sie mit der Mini- oder Medi-Kugel behutsam die Umrandungslinie in kleinen Spiralen ab, dabei führen Sie den Ball mit einer Hand. Danach ziehen Sie in kleinen Spiralen von außen nach innen immer kleinere Kreise, bis Sie am Nabel angekommen sind.
- Wandern Sie vom Nabel aus in immer größer werdenden Kreisen wieder nach außen, bis Sie am Rand der Rollfläche angekommen sind.
- Zum Schluss rollen Sie mit der Mini-Rolle in parallelen langen Linien die Fläche ab, dabei setzen Sie immer am Schambein an und rollen in Richtung Brustkorb. Wenn es Ihnen leichter fällt, können Sie die andere Hand hinzunehmen.

Hinweise

Die Kreise werden immer im Uhrzeigersinn abgerollt (den Bauch von vorne betrachtet). Im Bereich des Bauches sollten Sie nur sehr vorsichtig arbeiten. Sie können diese Zone gut in verschiedenen Schichten abrollen, je nachdem mit wie viel Druck Sie arbeiten. Beginnen Sie zunächst mit sehr wenig Druck, um die Verspannungszonen genau zu erfühlen.

Online-Übungsbereich: www.liebscher-bracht.com/rds

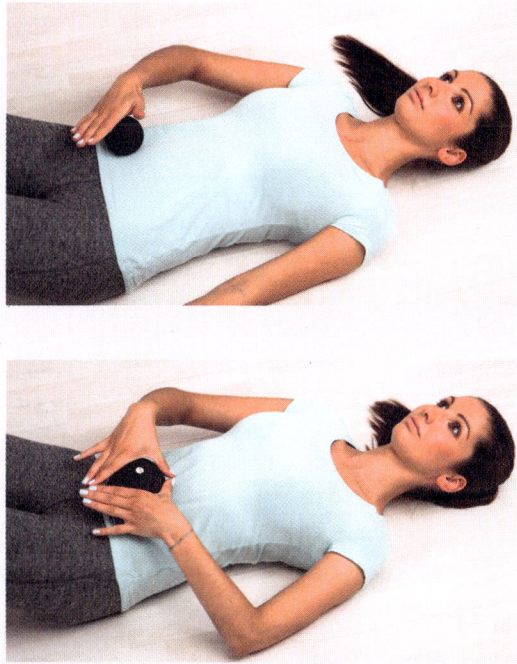

Faszien-Rollmassage Zone 5: Oberer Rücken

Rollfläche: Der Bereich, der oben von der Oberkante des Schulterblattes, außen von der seitlichen Körperlinie und unten von der Unterkante des Rippenbogens begrenzt wird
Rollwerkzeug: Mini-Kugel, Medi-Kugel, Medi-Rolle
Rolltechnik: Spirale, Linie

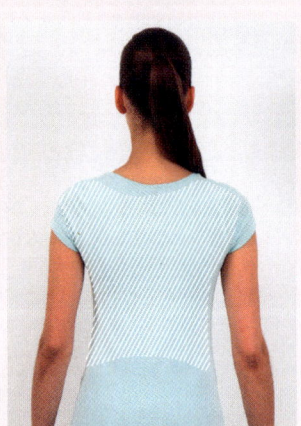

Anleitung

- Stellen Sie sich mit dem Rücken an eine Wand.
- Teilen Sie die mittlere Rückenfläche in eine linke und eine rechte Hälfte.
- Rollen Sie mit den Kugeln behutsam die Umrandungslinie einer Hälfte in kleinen Spiralen ab.
- Danach ziehen Sie in kleinen Spiralen von außen nach innen immer kleinere Kreise, bis Sie etwa in der Mitte des Schulterblattes angekommen sind. Dazu bewegen Sie Ihren Körper mit dem passenden Druck gegen die Wand in eben den Kreisen, die am Rücken angesprochen werden sollen.
- Die andere Hälfte ebenso massieren.
- Im Bereich der Brustwirbelsäule kann auch – je nach Empfindung – in Linien parallel zur Wirbelsäule gerollt werden. Dabei bewegen Sie den Körper mehr nach oben und nach unten als seitwärts. Erreichen Sie eine gewünschte Stelle nicht, greifen Sie nach hinten und platzieren den Ball an dieser Stelle.

◗ **Mit der Medi-Rolle** führen Sie rechts und links neben der Brustwirbelsäule senkrechte Rollbewegungen aus, indem der Körper sich mit passendem Druck gegen die Wand nach oben und unten bewegt. Soll die Höhe der Rollfläche nach oben oder unten verschoben werden, kurz nach hinten greifen und die Rolle anders platzieren.

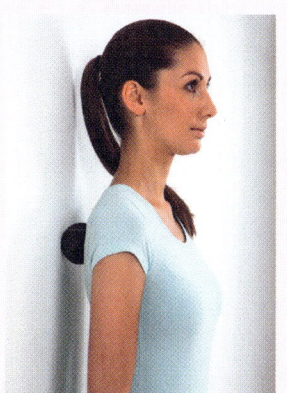 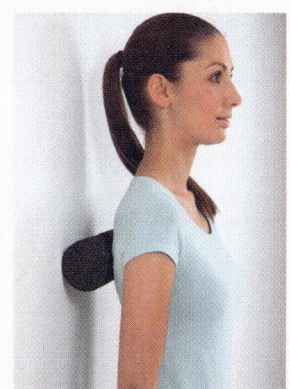

Hinweise
Gehen Sie in die Knie und setzen die Kugel (bzw. die Rolle) oben am Schulterblatt an, um ihn im oberen Bereich der Zone gut zu platzieren. Wenn die Dornfortsätze Ihrer Brustwirbelsäule dicht unter der Haut liegen, sollten Sie weder mit dem Ball noch mit der Rolle direkt darüberrollen. Die Wirkung ist viel größer, wenn Sie nur bis dicht an die Dornfortsätze heranrollen, da dann der Druck mehr in die Tiefe gehen kann. Nur zum Wechsel der Seiten können Sie mit minimalem Druck darüberrollen. In Rückenlage auf dem Boden sollte diese Rollmassage nur durchgeführt werden, wenn Sie den Anpressdruck kontrollieren können und beweglich sind.
 Online-Übungsbereich: www.liebscher-bracht.com/rds

Faszien-Rollmassage Zone 6: Unterer Rücken

Rollfläche: Der Bereich, der oben von der Unterkante des Brustkorbs, außen von der seitlichen Körperlinie und unten von der Oberkante des Beckens sowie von den Außenkanten des Kreuzbeins und Steißbeins begrenzt wird
Rollwerkzeug: Mini-Kugel, Medi-Kugel, Medi-Rolle
Rolltechnik: Spirale, Linie

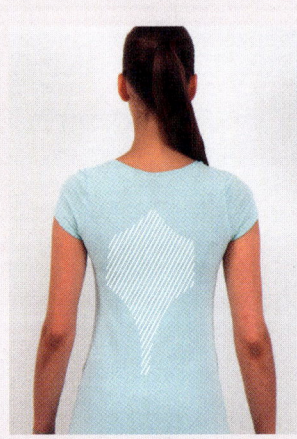

Anleitung

- Stellen Sie sich mit dem Rücken an eine Wand.
- Teilen Sie die untere Rückenfläche in eine linke und eine rechte Hälfte.
- Mit der Kugel behutsam die Umrandungslinie einer Hälfte in kleinen Spiralen abrollen. Danach in kleinen Spiralen von außen nach innen immer kleinere Kreise ziehen, bis Sie etwa im Bereich der Lendenmitte angekommen sind. Dazu bewegen Sie Ihren Körper mit dem passenden Druck gegen die Wand in eben den Kreisen, die am Rücken angesprochen werden sollen.
- Die andere Seite ebenso massieren.
- Im Bereich der Lendenwirbelsäule kann auch – je nach Empfindung – in Linien parallel zur Wirbelsäule gerollt werden. Dabei bewegen Sie den Körper mehr nach oben und nach unten als seitwärts. Erreichen Sie eine gewünschte Stelle nicht, greifen Sie nach hinten und platzieren die Kugel an dieser Stelle.

- **Mit der Medi-Rolle** rechts und links neben der Lendenwirbelsäule senkrechte Rollbewegungen ausführen, indem der Körper sich mit passendem Druck gegen die Wand nach oben und unten bewegt.
- Möchten Sie die Höhe der Rollfläche nach oben oder unten verschieben, greifen Sie kurz nach hinten und platzieren die Rolle anders.

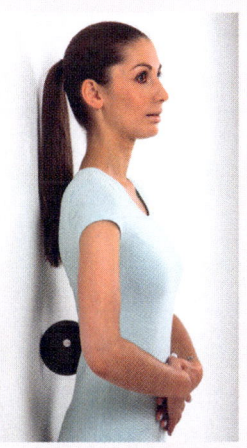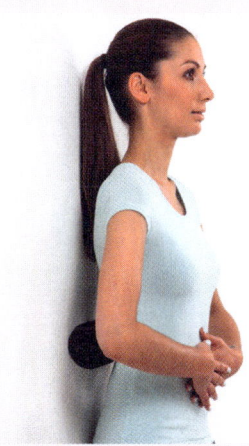

Hinweise
Strecken Sie die Knie, oder gehen Sie auf die Zehenspitzen und setzen den Ball am unteren Bereich der Rippen an, um ihn gut zu platzieren. Wenn die Dornfortsätze Ihrer Lendenwirbelsäule dicht unter der Haut liegen, sollten Sie weder mit der Kugel noch mit der Rolle direkt darüberrollen. Die Wirkung ist größer, wenn Sie nur bis dicht an die Dornfortsätze heranrollen, da dann der Druck mehr in die Tiefe gehen kann. Nur zum Wechsel der Seiten können Sie mit minimalem Druck darüberrollen.

Online-Übungsbereich: www.liebscher-bracht.com/rds

Faszien-Rollmassage Zone 7: Schulter

Rollfläche: Der Bereich, der oben vom Schlüsselbein und der seitlichen Schulter, unter dem Schultergelenk von der Achsel, der seitlichen Körperlinie und dem Rippenbogen begrenzt wird
Rollwerkzeug: Mini-Kugel, Mini-Rolle
Rolltechnik: Spirale, Linie

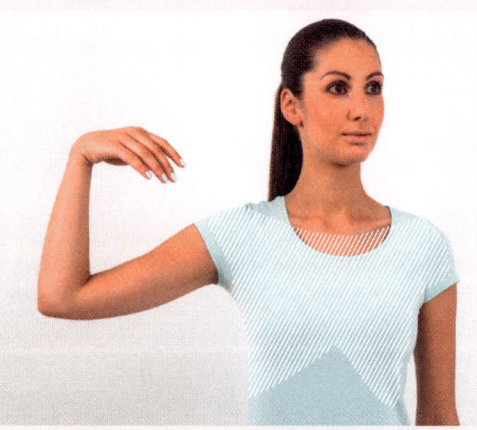

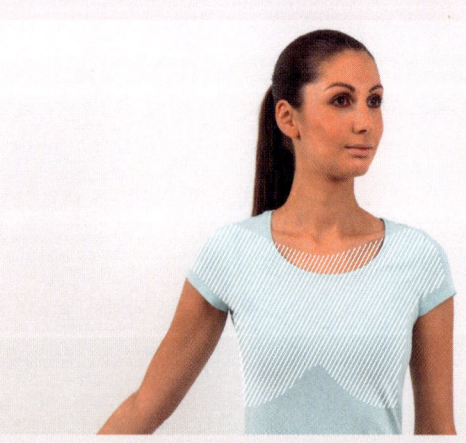

Anleitung

- Setzen Sie sich auf einen Stuhl oder auf den Boden. Sie können sich auch hinlegen, auf den Boden oder auf ein Bett mit möglichst fester Matratze.
- Rollen Sie mit der Kugel mit einer Hand behutsam die Umrandungslinie in kleinen Spiralen ab. Greifen Sie diagonal, um diese Zone bestmöglich bearbeiten zu können.

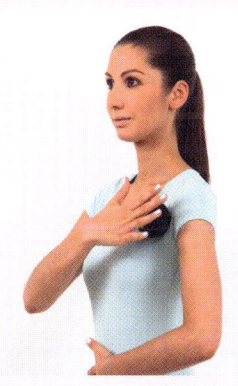

- Danach in kleinen Spiralen von außen nach innen immer kleinere Kreise ziehen, bis Sie etwa im Bereich der oberen äußeren Brust angekommen sind.
- Als Frau sollten Sie Ihre Brust nicht direkt rollen oder nur sehr vorsichtig mit sehr wenig Druck. Heben Sie gegebenenfalls die Brust an, um den unteren Bereich des Rippenbogens gut zu erreichen. Dort in den Rippenzwischenräumen rollen Sie mit der Mini-Kugel, um möglichst gut in die Vertiefungen zwischen den Rippen zu gelangen.

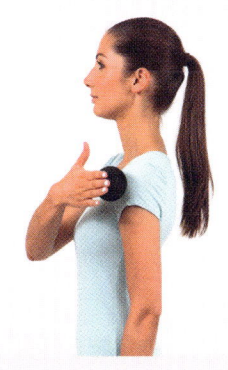

- Sie können im Bereich des Brustmuskels auch – je nach Empfindung – in fächerförmigen Linien ausgehend von der äußeren oberen Schulterecke rollen und die Brust dabei aussparen.
- Männer rollen den Brustbereich vollflächig ab. Heben Sie Ihren Arm, um den

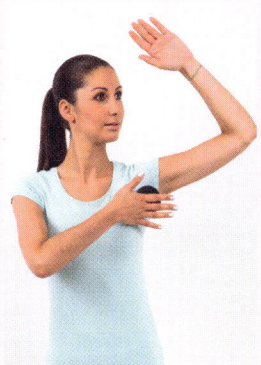

Bereich vorne vor der Achsel gut erreichen zu können.
- Um den Schulterbereich von außen gut zu erreichen, nehmen Sie den Arm nach vorne.
- Auf der anderen Seite wiederholen.
- **Mit der Mini-Rolle** diagonal, also senkrecht zum Faserverlauf des Brustmuskels aufsetzen und entlang dieser Richtung rollen. Frauen setzen die Rolle entlang der äußeren Brustbegrenzung auf und rollen sehr vorsichtig und mit sehr wenig Druck zur Mitte hin.
- Auf der anderen Seite wiederholen.

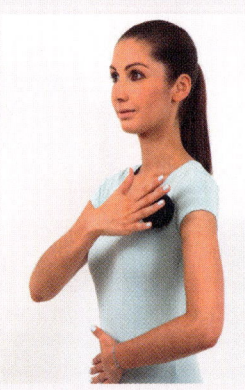

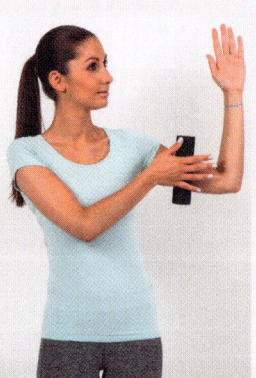

Hinweise

Frauen verlassen sich hier auf ihr Gefühl: Wenn Sie bei der Brust Bedenken haben, führen Sie die Faszien-Rollmassage nur in den Zonen um die Brust herum durch. Wenn Sie diesen Bereich dennoch rollen möchten, dann beachten Sie unbedingt obige Erläuterungen und rollen nur sehr vorsichtig und mit sehr wenig Druck.

Empfindliche Stellen und Verdickungen im Brustgewebe sparen Sie aus und lassen sie bitte unbedingt bei Ihrem Arzt abklären.

Online-Übungsbereich: www.liebscher-bracht.com/rds

Faszien-Rollmassage Zone 8: Oberarm

Rollfläche: Der Bereich, der oben von der Schulter und der Achsel und unten vom Ellbogen begrenzt wird
Rollwerkzeug: Mini-Kugel, Mini-Rolle, Medi-Rolle
Rolltechnik: Spirale, Linie

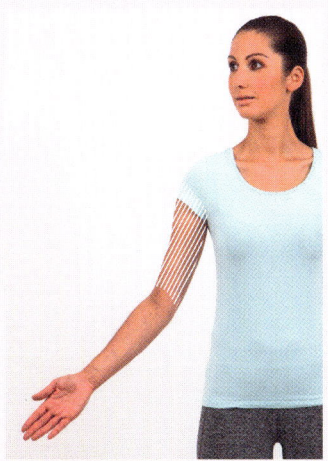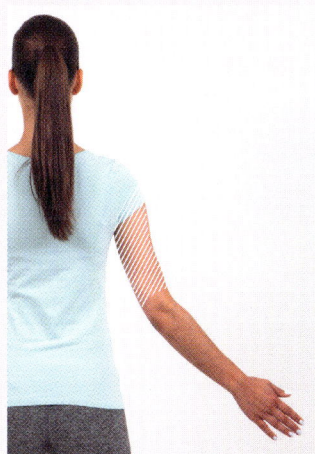

Anleitung

- Setzen Sie sich auf einen Stuhl oder auf den Boden. Sie können sich auch auf den Boden legen oder auf ein Bett mit möglichst fester Matratze.
- Rollen Sie mit der Kugel behutsam den Oberarm ringsherum in kleinen Spiralen ab.
- Im Ellbogenbereich umfahren Sie die Knochen vorsichtig mit der Mini-Kugel. Zwischen Knochen und Muskel außen und innen am Oberarm rollen Sie in Linien entlang der Vertiefung.
- Am anderen Arm wiederholen.

◗ **Mit den Rollen** den Oberarm vorne und hinten in Längsrichtung abrollen. Vor allem den meist gut zu spürenden Armbeuger und Armstrecker intensiv auf der ganzen Länge bearbeiten.
◗ Am anderen Arm wiederholen.

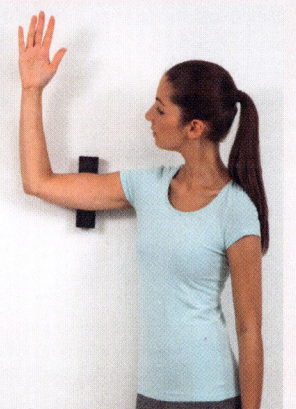 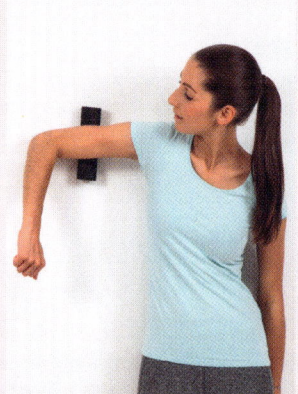

Hinweise

Anstatt die Kugel oder die Rollen auf den verschiedenen Flächen des Oberarms zu bewegen, können Sie während der Rollbewegung den Arm einwärts und auswärts drehen, wodurch die Kugel oder die Rolle automatisch die gesamte Zone erreicht.

Online-Übungsbereich: www.liebscher-bracht.com/rds

Faszien-Rollmassage Zone 9: Unterarm/Hand

Rollfläche: Der Bereich, der oben vom Ellbogen begrenzt wird
Rollwerkzeug: Mini-Kugel, Mini-Rolle, Medi-Rolle
Rolltechnik: Spirale, Linie

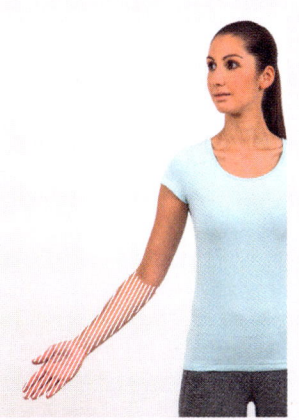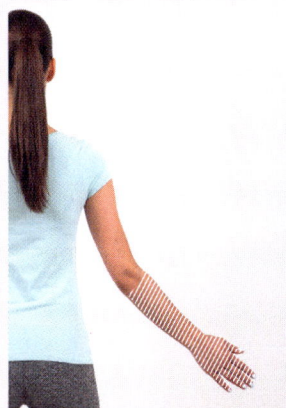

Anleitung

- Setzen Sie sich auf einen Stuhl oder auf den Boden. Sie können sich auch auf den Boden legen oder auf ein Bett mit möglichst fester Matratze.
- Rollen Sie mit der Mini-Kugel behutsam den Unterarm ringsherum in kleinen Spiralen ab.
- Im Bereich des Handgelenks umfahren Sie die Knochen vorsichtig mit der Mini-Kugel.
- Auf der anderen Seite wiederholen.
- Nun beide Handflächen und die Innenseiten der Finger gleichzeitig abrollen, indem Sie die Mini-Kugel oder Mittelball zwischen Ihre Hände und die Finger legen.

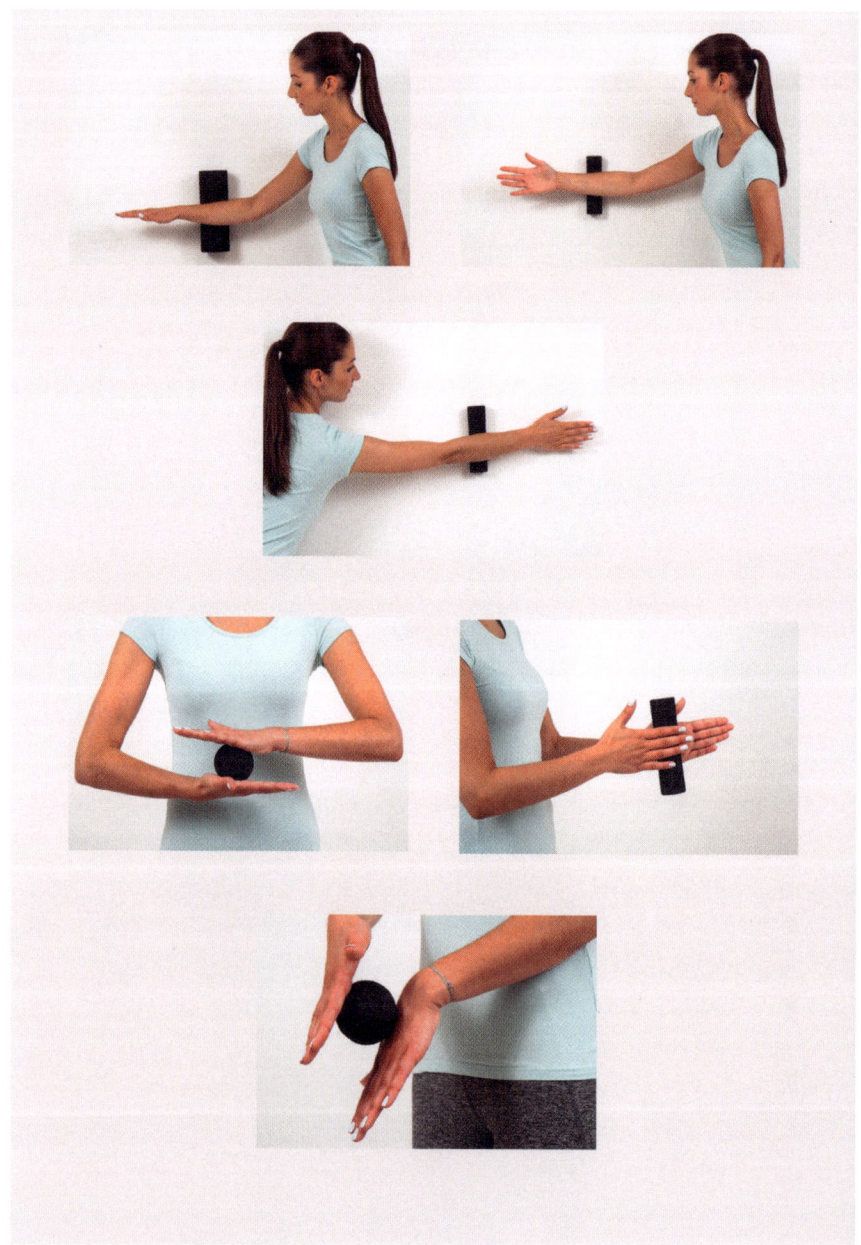

- Ebenso den Handrücken und die Außenseiten der Finger und des Daumens vorsichtig mit der Mini-Kugel längs der Sehnen und Finger abrollen.
- **Mit den Rollen** den Unterarm vorne und hinten in Längsrichtung abrollen. Vor allem Handgelenkbeuger, Handgelenkstrecker sowie den Karpaltunnel längs der Sehnen intensiv bearbeiten.
- Auf der anderen Seite wiederholen.
- Um die Innenseiten der Finger, die Handfläche und den Daumenballen gut abrollen zu können, nehmen Sie die Mini-Rolle zwischen die Hände.

Hinweise

Anstatt die Kugel oder die Rolle auf den verschiedenen Flächen des Unterarms zu bewegen, können Sie während der Rollbewegung den Unterarm drehen oder in Längsrichtung hin und her bewegen. Beginnen Sie dafür am besten an der Außenseite des nach innen gedrehten Unterarms. Wenn Sie ihn langsam nach außen drehen, gelangt die Kugel bzw. die Rolle von selbst an die Innenseite.

Legen Sie den Ball oder die Rolle auf einen Tisch, am besten mit einer Oberfläche auf der es nicht rutscht. Bewegen Sie nun die entsprechende Körperfläche, so dass der Ball oder die Rolle am besten mit rollt. Gut als Rollunterlage eignen sich auch Schreibtischunterlagen oder Mausplatten die groß genug sind, damit die Rollbewegungen vollständig ausgeführt werden können.

Online-Übungsbereich: www.liebscher-bracht.com/rds

Faszien-Rollmassage Zone 10: Oberschenkel vorne

Rollfläche: Der Bereich, der oben von der Leiste und der vorderen Beckenspitze, außen von der seitlichen Beinlinie, innen von der inneren Beinlinie und unten von der Kniescheibe und dem Kniegelenk begrenzt wird
Rollwerkzeug: Mini-Kugel, Medi-Kugel, Mini-Rolle, Medi-Rolle
Rolltechnik: Spirale, Linie

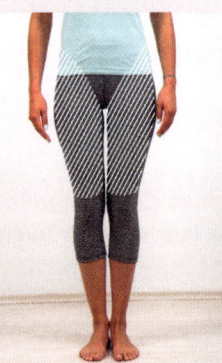 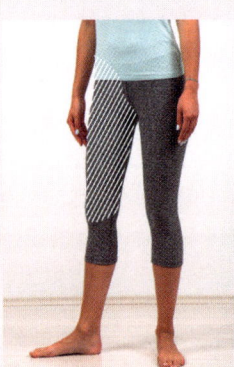

Anleitung
- Setzen Sie sich auf einen Stuhl oder auf den Boden.
- Zunächst rollen Sie mit dem Ball die Umrandungslinien der Rollfläche in kleinen Spiralen ab. Zur besseren Führung können Sie die andere Hand zu Hilfe nehmen.
- Im Kniebereich fahren Sie die Knochen vorsichtig entlang ihrer Form ab. Dann die Spiralen immer mehr zur Mitte des vorderen Oberschenkels und der Oberschenkelinnenseite führen.
- Im Bereich der Leiste vorsichtig, aber spürbar die kleinen Vertiefungen abrollen. Wenn Sie auf dem Boden sitzen, können Sie den Leistenbereich und die Unterkante des Hüftknochens besser

Faszien-Rollmassage

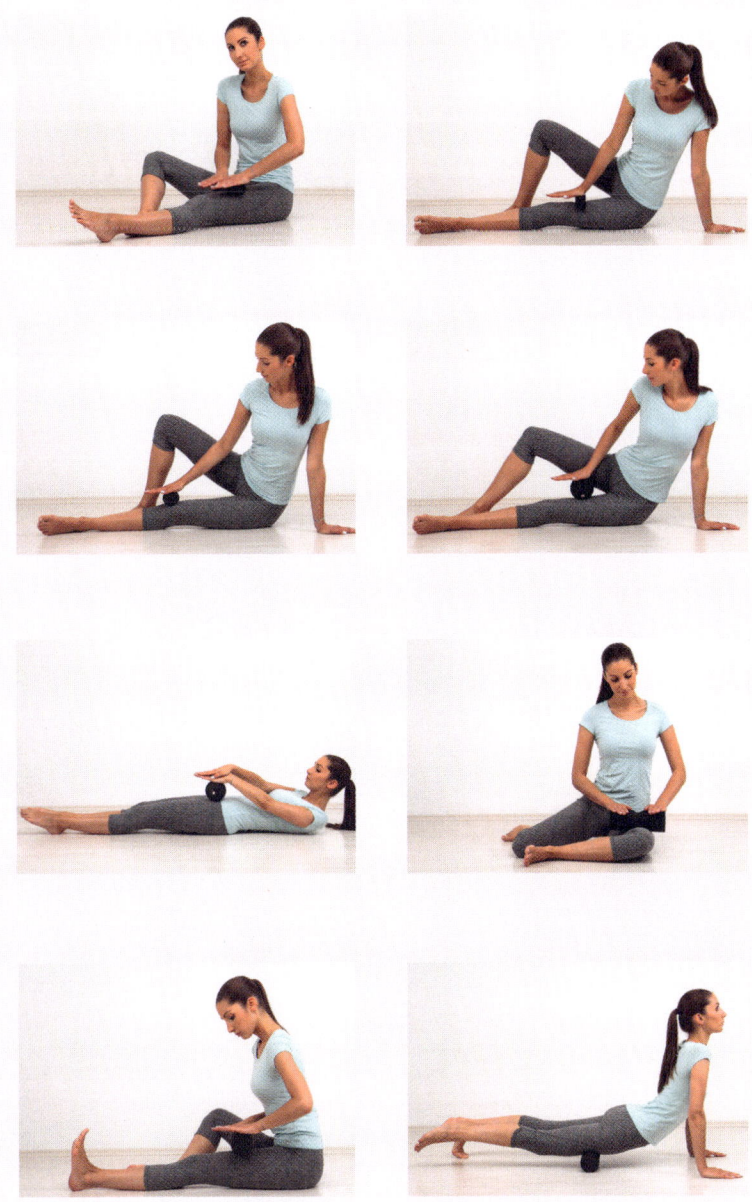

erreichen. Je flacher Sie am Boden liegen, desto einfacher sind auch die tieferen Bereiche abzurollen.
- Auf der anderen Seite wiederholen.
- **Mit den Rollen** den Oberschenkel in Längsrichtung abrollen. Hier sollten Sie zur besseren Führung zwei Hände benutzen.
- Um bestimmte Bereiche noch intensiver zu bearbeiten, führen Sie die Rolle mit einer Hand und drücken das Ende intensiver ins Gewebe. Auch mit der Rolle können Sie das obere Ende des Oberschenkels und den Leistenbereich besser erreichen, wenn Sie mit offenerem Hüftwinkel auf dem Boden sitzen.
- Auf der anderen Seite wiederholen.

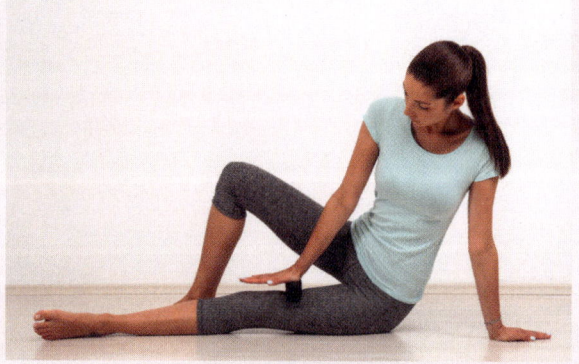

Hinweise

Im Bereich des Knies und der Hüfte vorsichtig an die Knochen heranarbeiten und möglichst am Knochen selbst und in unmittelbarer Nähe intensiv rollen. Das Gleiche gilt für die Vorderseite des Oberschenkels, wo man in der Tiefe den Knochen spüren kann. Im Leistenbereich rollen Sie bitte besonders vorsichtig und gefühlvoll.

Online-Übungsbereich: www.liebscher-bracht.com/rds

Faszien-Rollmassage Zone 11: Oberschenkel außen

Rollfläche: Der Bereich, der oben vom vorderen Hüftknochen und unten vom Knie begrenzt wird
Rollwerkzeug: Mini-Kugel, Medi-Kugel, Mini-Rolle, Medi-Rolle
Rolltechnik: Spirale, Linie

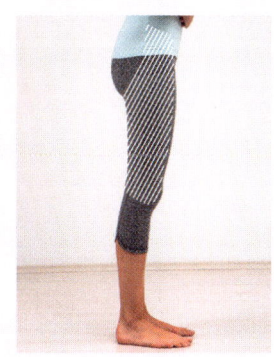

Anleitung
- Diese Massage ist am einfachsten, wenn Sie seitlich auf dem Boden sitzen und sich mit einer Hand abstützen. In dieser Haltung erreichen Sie den oberen Bereich der Zone am besten. Sie können sich aber auch mit übergeschlagenen Beinen auf einen Stuhl setzen.
- Mit dem Ball zunächst die Umrandung der Rollfläche ringsherum in kleinen Spiralen abrollen. Die Spiralen immer mehr zur Mittellinie des seitlichen Oberschenkels führen.
- Im Bereich der oberen Beckenkante vorsichtig, aber spürbar die kleinen Vertiefungen abrollen.
- Auf der anderen Seite wiederholen.

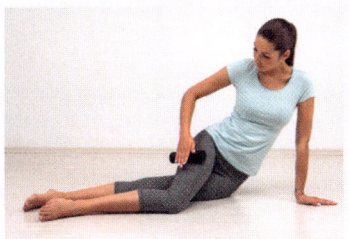 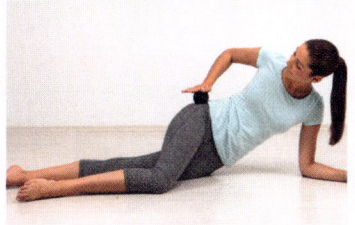

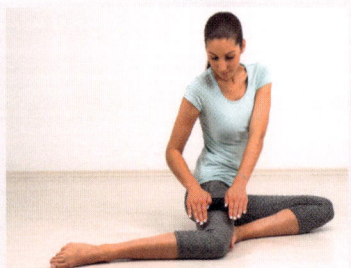 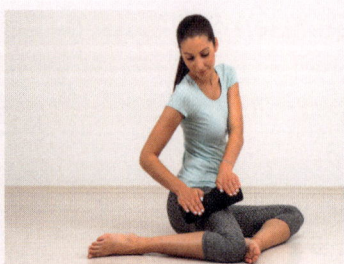

- **Mit den Rollen** den seitlichen Oberschenkel in Längsrichtung mit einer Hand oder zwei Händen abrollen.
- Sie können sich auch seitlich auf die Rolle setzen und mit kleinen Bewegungen darauf hin- und herfahren oder auf der ganzen Länge langsam ausrollen. Dabei nutzen Sie die Schwerkraft. Um die Position der Rolle zu verändern, gehen Sie etwas nach oben und setzen an der gewünschten Stelle wieder auf.
- Auf der anderen Seite wiederholen.

Hinweise

Im Bereich des oberen Hüftknochens und der Hüfte vorsichtig an die Knochen heranarbeiten und möglichst am Knochen selbst und in unmittelbarer Nähe intensiv arbeiten.

Online-Übungsbereich: www.liebscher-bracht.com/rds

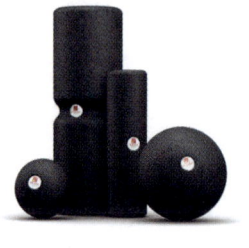

© Liebscher & Bracht

Das von Liebscher & Bracht entwickelte 4er-Set für die Faszien-Rollmassage: Mini-Kugel, Medi-Rolle, Mini-Rolle, Medi-Kugel (von links nach rechts).

Faszien-Rollmassage Zone 12: Gesäß

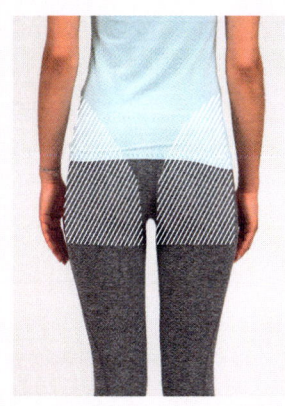

Rollfläche: Der Bereich, der oben vom Hüftknochen und der Außenkante des Kreuzbeins und unten von dem Gesäßende begrenzt wird
Rollwerkzeug: Mini-Kugel, Medi-Kugel, Medi-Rolle
Rolltechnik: Spirale, Linie

Anleitung

- Auch diese Massage ist am einfachsten, wenn Sie seitlich auf dem Boden sitzen und sich mit einer Hand abstützen. Sie können sich aber auch mit übergeschlagenen Beinen auf einen Stuhl setzen.
- Mit den Kugeln zunächst die Umrandungslinien der Rollfläche ringsherum in kleinen Spiralen abrollen. Die Spiralen immer mehr zur Mittellinie des Gesäßes führen.
- Nun setzen Sie sich auf die Medi-Kugel und stützen sich mit Händen und Füßen ab. Bewegen Sie sich ebenfalls in Spiralen über sie, bis Sie an den Rand der Gesäßzone kommen. Um die

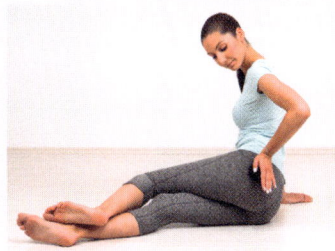
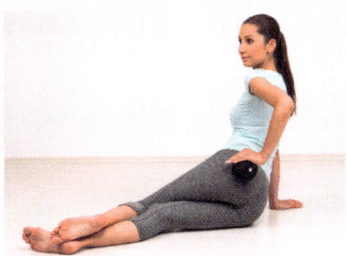

Position der Kugel zu verändern, heben Sie das Gesäß leicht an und setzen es an der gewünschten Stelle wieder auf.
- Auf der anderen Seite wiederholen.
- **Die Medi-Rolle** setzen Sie genauso ein: Sie setzen sich halb seitlich auf die Rolle, stützen sich mit beiden Händen und den Füßen ab und fahren mit kleinen Bewegungen auf der Rolle hin und her. Um die Position zu verändern, heben Sie das Gesäß leicht an und setzen es an der gewünschten Stelle wieder auf.
- Auf der anderen Seite wiederholen.

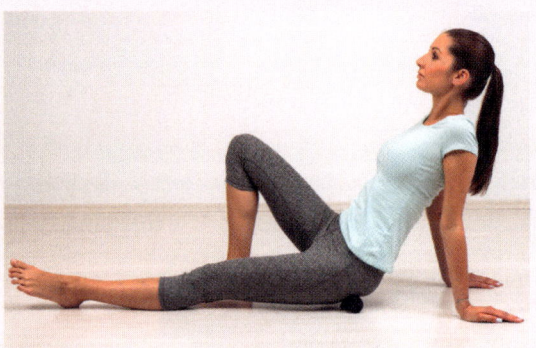

Hinweise

Im Bereich des oberen Hüftknochens und des Kreuzbeins vorsichtig an die Knochen heranarbeiten und möglichst am Knochen selbst und in unmittelbarer Nähe intensiv arbeiten. Ebenso verfahren Sie am Übergang zum vorderen Oberschenkel, wo man meist den Knochen deutlich spüren kann.

Online-Übungsbereich: www.liebscher-bracht.com/rds

Faszien-Rollmassage Zone 13: Oberschenkel hinten

Rollfläche: Der Bereich, der oben vom Gesäß und unten von der Kniekehle begrenzt wird
Rollwerkzeug: Medi-Kugel, Medi-Rolle
Rolltechnik: Spirale, Linie

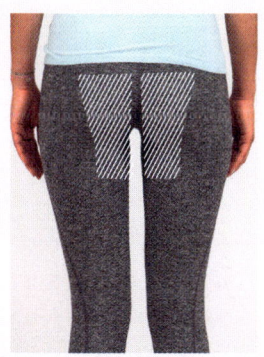

Anleitung
- Setzen Sie sich auf den Boden, und stützen Sie sich mit den Händen hinter dem Rücken und mit den Füßen ab.
- Legen Sie die Medi-Kugel unter den Oberschenkel, und bewegen Sie sich so darüber, dass sie sich in Spiralen entlang Ihres hinteren Oberschenkels bewegt. Zum Verändern der Position der Kugel heben Sie den Oberschenkel ab und setzen ihn auf der gewünschten Stelle wieder auf.

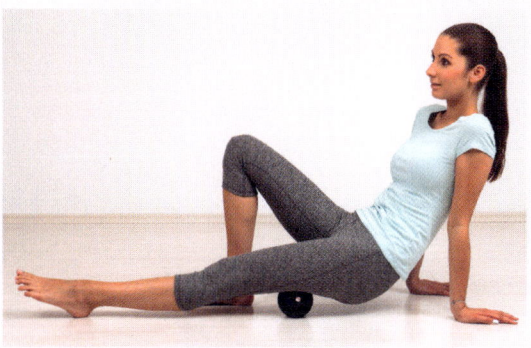

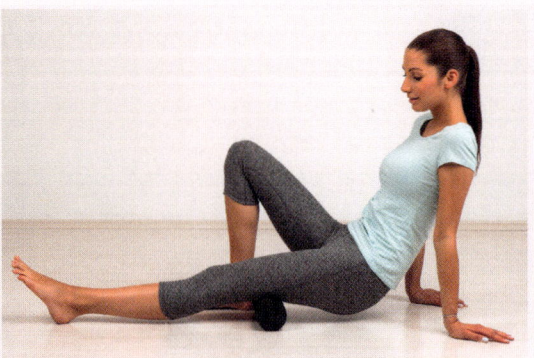

- Auf der anderen Seite wiederholen.
- **Beim Benutzen der Medi-Rolle** platzieren Sie diese unter dem Oberschenkel und fahren mit möglichst langen Verschiebungen auf der Rolle hin und her. Um die Position zu verändern, heben Sie den Oberschenkel an und setzen ihn an der gewünschten Stelle wieder auf.
- Auf der anderen Seite wiederholen.

Hinweise

Nähern Sie sich dem Bereich der Kniekehle sehr vorsichtig, und bearbeiten Sie ihn möglichst intensiv, aber nicht zu fest.

Online-Übungsbereich: www.liebscher-bracht.com/rds

Faszien-Rollmassage Zone 14: Unterschenkel

Rollfläche: Der Bereich, der nach oben vom Knie und nach unten von den Fußknöcheln begrenzt wird
Rollwerkzeug: Mini-Kugel, Medi-Kugel, Mini-Rolle, Medi-Rolle
Rolltechnik: Spirale, Linie

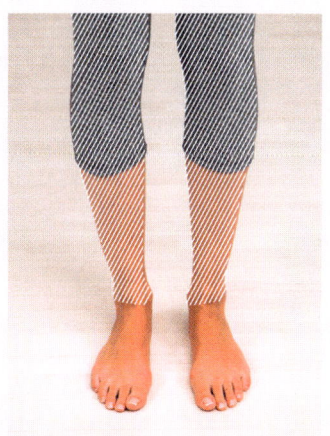

Anleitung
- Setzen Sie sich auf den Boden, ein Bein ist aufgestellt und über das andere geschlagen.
- Mit der Mini-Kugel die Begrenzungslinien der Rollfläche von der Innenseite, von hinten und von der Außenseite in kleinen Spiralen abrollen. Vor allem die Wade im Bereich der beiden Köpfe in kleiner werdenden Kreisen spiralförmig abrollen. Die Kugel wird mit einer Hand geführt.

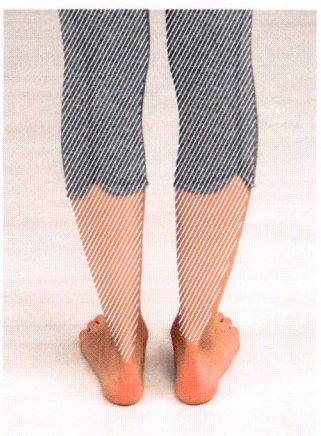

- Den Längsspalt zwischen Schienbein und Wadenbein in Linien mit der Mini-Kugel abrollen.
- Auf der anderen Seite wiederholen.
- **Verwenden Sie die Rollen**, können Sie diese mit beiden Händen greifen. Massieren Sie, wie oben beschrieben.
- Um die Schwerkraft zu nutzen, legen Sie Ihre Wade auf die am Boden liegende Rolle, stützen sich auf Händen und Füßen ab und

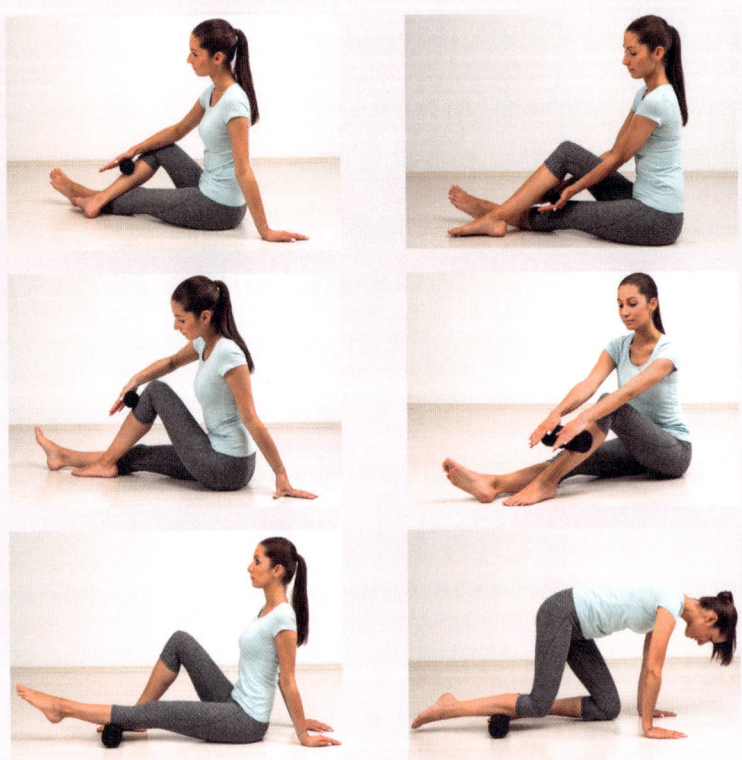

fahren mit möglichst langen Verschiebungen auf der Rolle hin und her. Um die Position zu ändern, heben Sie die Wade an und setzen sie an der gewünschten Stelle wieder auf.
- Auf der anderen Seite wiederholen.

Hinweise
Im Bereich der Fußknöchel mit der Mini-Kugel möglichst nah an den Knochen und direkt neben den Knochen in alle Unebenheiten hineinarbeiten. Im Bereich der Achillessehne mit der Rolle vorsichtig, aber intensiv arbeiten und die Flankenintensivierung nutzen.

Faszien-Rollmassage Zone 15: Fuß

Rollfläche: Der Bereich, der nach oben von den Fußknöcheln begrenzt wird
Rollwerkzeug: Mini-Kugel, Mini-Rolle
Rolltechnik: Spirale, Linie

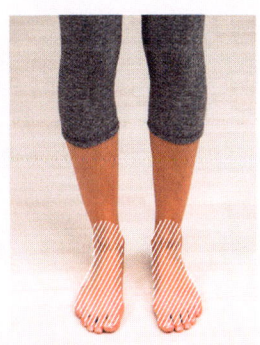

Anleitung

- Setzen Sie sich auf einen Stuhl, und rollen Sie mit der Mini-Kugel die Begrenzungslinien der Fußsohle in kleinen Spiralen ab. Ziehen Sie von außen nach innen mit den Spiralen immer kleinere Kreise.
- Innen und außen um die Knöchel von unten mit der Mini-Kugel vorsichtig an die Knochen und in alle Vertiefungen hineinrollen.

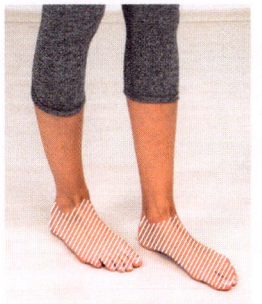

- Setzen Sie sich auf den Boden, die Fußsohle liegt auf der Mini-Kugel. Fahren Sie die Fläche mit Hilfe der Fußbewegungen ab.
- Rollen Sie den Fußrücken linienförmig zwischen den Sehnenstrahlen ab. Neben der Achillessehne vorsichtig in die Vertiefung zwischen Knöchel und Achillessehne hineinarbeiten.

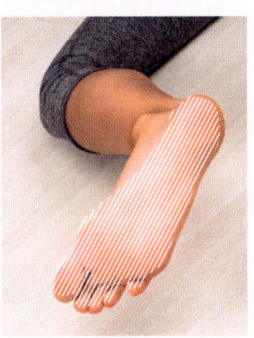

- Stellen Sie sich hin und setzen die Fußsohle auf der Mini-Kugel ab. Bewegen Sie den Fuß mit dem entsprechenden Gewicht auf ihr, wie es Ihnen gut tut. Zur besseren

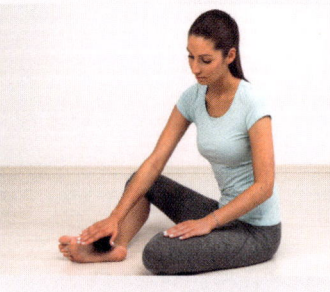
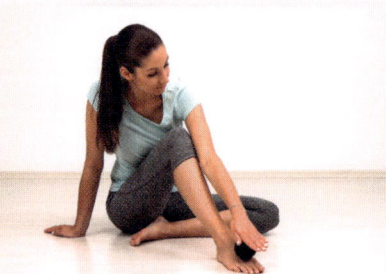

Stabilisierung können Sie sich an einem Stuhl festhalten.
- Mit dem anderen Fuß wiederholen.
- **Mit der Mini-Rolle** fahren Sie durch die entsprechenden Fußbewegungen mit möglichst langen Verschiebungen auf ihr hin und her.
- Mit dem anderen Fuß wiederholen.

Hinweise
Das intensive Arbeiten mit der Mini-Kugel und der Mini-Rolle an der Innenseite der Fußsohle führt zu großem Wohlbefinden der Füße. Dies wirkt sich auf den gesamten Körper aus.

Online-Übungsbereich:
www.liebscher-bracht.com/rds

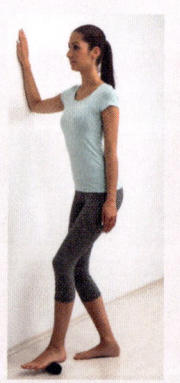
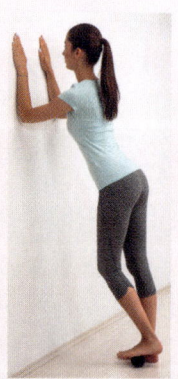

Die Schmerzfrei-Übungen

Durch die Schmerzfrei-Übungen werden die Effekte der Faszien-Rollmassage weiter verbessert und gefestigt. Daher ist es ideal, wenn sie nach der Rollmassage durchgeführt werden, doch sie können natürlich auch eigenständig gemacht werden. Sie trainieren mit den Übungen gezielt Ihre Muskeln und das Bindegewebe, beides wird entspannter und flexibler, was sich auf den gesamten Körper positiv auswirkt.

So wirken die Schmerzfrei-Übungen

Mit den Schmerzfrei-Übungen programmieren Sie Muskeln und Bindegewebe neu, nachdem die schädigenden alten Programme durch die Faszien-Rollmassage oder beim Liebscher-&-Bracht Schmerztherapeuten mit der Osteopressur gelöscht wurden (siehe Seite 18). Wenn die Übungen im Anschluss an die Rollmassage durchgeführt werden, sind die Muskeln auf Entspannung geschaltet. In dieser Phase fallen Ihnen die Übungen leichter, da es nicht oder wesentlich weniger schmerzt und weil die Muskulatur deutlich mehr dazu bereit ist, den Dehnimpulsen nachzugeben.

Mit den Schmerzfrei-Übungen programmieren Sie Ihre Muskeln und Ihr Bindegewebe neu.

Die Nachgiebigkeit der Muskeln und Faszien erhöhen
Im Zentrum der Übungen steht die mechanische Verlängerung der gesamten Strukturen, die wieder lernen müssen, in der Bewegung flexibel nachzugeben. Die Faszien als einflussreichste »Verkürzungsstruktur«, die Muskeln, die Gefäße, die Nerven und schließlich die Haut – all das wird durch die Schmerzfrei-Übungen an die biologisch notwendige neue Länge gewöhnt. Dabei passieren gewaltige Veränderungen im Körper. Allein die Flut an Informationen aus den Rezeptoren sprengt die Rechenkapazität jedes Großrechners.

Die körperlichen Fähigkeiten steigern
Ihre körperlichen Fertigkeiten haben bereits zugenommen, wenn Sie die Faszien-Rollmassage häufiger angewendet haben, und nun werden sie weiter verbessert. Die gesamte Wahrnehmung des Körpers wird systematisch gesteigert. Diese ist heute bei vielen Menschen sehr verkümmert, auch wenn es den meisten gar nicht bewusst ist. Doch viele spüren ihren Körper nur noch, wenn er sehr verspannt ist oder schmerzt.

Bei den Schmerzfrei-Übungen nehmen Sie gezielt verschiedene Dehnungspositionen ein, was Sie dazu zwingt, sich mit Ihrem Körper auseinanderzusetzen. Die »Leitungen« sind immer vorhanden, nur der Informationsfluss war vielleicht jahrelang eingeschränkt. Sobald er wieder intensiver wird, blüht Ihr Körper regelrecht auf.

Wieder »ganz« werden
Die Effekte der Schmerzfrei-Übungen gehen weit über das Ziel der anhaltenden Schmerzfreiheit hinaus. Sie werden geradezu süchtig danach werden, dieses Wohlgefühl am ganzen Körper zu erleben. Sie werden die mentale Ausgeglichenheit, die sich durch die muskuläre Ausgeglichenheit einstellt, immer mehr als Normalzustand erle-

ben wollen. Ältere und alte Menschen schaffen es häufig, sich wieder selbst versorgen zu können. »So gut habe ich mich noch nicht einmal gefühlt, als ich fünfzig war«, ist eine Aussage, die wir so oder so ähnlich nicht selten von Patientinnen oder Patienten hören, die siebzig Jahre oder sogar weit älter sind.

So setzen Sie die Schmerzfrei-Übungen ein

Je nach Ihren Bedürfnissen gibt es ganz unterschiedliche Möglichkeiten, die Schmerzfrei-Übungen einzusetzen.

Schmerzen und Verspannungen beseitigen

Allem voran können Sie mit den Schmerzfrei-Übungen Alarmschmerzen dauerhaft beseitigen. So sollten Sie Schmerzen oder deutliche Verspannungen zunächst mit der Faszien-Rollmassage behandeln. Wenn diese Ihnen Linderung verschafft, handelt es sich höchstwahrscheinlich um Alarmschmerzen, die Sie mit den Schmerzfrei-Übungen weiter reduzieren können.

Selbstverständlich sollten Sie sofort einen unserer Therapeuten oder Ärzte aufsuchen, wenn Sie den geringsten Zweifel daran haben, ob Ihre Schmerzen wirklich zu den muskulär-faszial verursachten Alarmschmerzen gehören. Waren Sie bei einem unserer Schmerztherapeuten, dann haben Sie von ihm nach der erfolgreichen Behandlung die therapeutischen Engpassdehnungen gezeigt bekommen. Mit den hier beschriebenen Schmerzfrei-Übungen stehen Ihnen einfach nachzuvollziehende Varianten zur Verfügung. Sie dürfen die Schmerzfrei-Übungen auch jederzeit mit den Engpassdehnungen kombinieren.

Die Schmerzfrei-Übungen sind einfach nachzuvollziehende Varianten der Engpassdehnungen und können auch damit kombiniert werden.

Beweglicher werden

Vielleicht haben Sie keine konkreten Schmerzen, fühlen sich aber insgesamt unbeweglich und steif, bestimmte Bewegungen fallen Ihnen schwer. Durch die Schmerzfrei-Übungen werden Ihre Muskeln flexibler, verlorene Bewegungswinkel werden wieder »gängig gemacht«, Sie können sich freier bewegen. Vielleicht werden Sie auch wieder unabhängiger, wenn Ihre Schmerzen und Verspannungen Sie vorher stark beeinträchtigt haben.

Leistungsfähigkeit steigern

Die zunehmende Flexibilität erleichtert Ihnen nicht nur vieles im Alltag, Sie werden auch insgesamt leistungsfähiger. Die bessere Körperhaltung und Körperspannung wirken sich zum Beispiel auf viele Sportarten aus. Sie werden besser Fußball oder Tennis spielen können, auch Joggen, Tanzen, Radfahren wird Ihnen leichter fallen. Nicht zuletzt sind Sie weniger verletzungsanfällig.

Das ist bei den Schmerzfrei-Übungen zu beachten

Sie können die hier gezeigten Übungen ohne Bedenken ausführen, wenn Sie zwei Punkte konsequent beachten: Bewegen Sie sich immer langsam, und achten Sie dabei auf die Wahrnehmungen Ihres Körpers.

Langsam und bewusst bewegen

Sie dürfen sich nur ganz bedacht und langsam in die Dehnposition hinein bewegen. Selbstverständlich noch langsamer, wenn eine Schädigung besteht, wenn Sie zum Beispiel Bandscheibenvorfälle haben, operiert wurden, Wirbelversteifungen eingebaut bekamen, künstliche Bandscheiben eingesetzt wurden oder mehr oder weniger schwere Unfälle passierten. Vor allem nach Operationen sollten Sie sich von Ihrem Arzt die Erlaubnis für Dehnübungen einholen.

Bewegen Sie sich bei den Übungen immer langsam und bewusst. Dann warnt Sie der Körper, wenn er an eine Belastungsgrenze kommt.

Absolvieren Sie die Übungen also in gemäßigter Geschwindigkeit, und achten Sie dabei auf die Signale Ihres Körpers. Er wird Sie mit dem Alarmschmerz von Positionen abhalten, die Schädigungen verursachen können.

Erstverschlimmerung

Bei leichten Schmerzen oder Verspannungen dürfen Sie sehr vorsichtig mit den einfachen Varianten der beschriebenen Schmerzfrei-Übungen versuchen, ob Sie sich Erleichterung verschaffen können. Gehen Sie in diesem Fall sehr sanft in die Übungen hinein.

Es kann Ihnen zwar nichts passieren, wenn Sie sich, wie beschrieben, an die Schmerzskala halten, aber möglicherweise kommt es zu einer Erstverschlimmerung, wenn Muskeln, die über lange Zeiträume völlig überfordert waren, gegen die Umprogrammierung protestieren. Diese Beschwerden halten etwa einen Tag lang an und sind nicht weiter schlimm. Sie sind aber unangenehm, und als Laie können Sie solche Überreaktionen vielleicht nicht einschätzen. Daher sollten sie besser vermieden werden.

Verletzungen vermeiden

Sie können sich nur dann Verletzungen zufügen, wenn Sie sich so schnell bewegen, dass die Verletzung schon eintritt, wenn Sie bereits den Alarmschmerz spüren und nicht mehr abbrechen können. Führen Sie die Bewegungen langsam aus, ist es so gut wie unmöglich, sich zu verletzen. Natürlich darf Ihre Wahrnehmungsfähigkeit nicht durch Arzneimittel, Alkohol, Drogen oder Krankheit eingeschränkt sein.

Langsames, bewusstes Bewegen unterhalb von 10 auf der Schmerzskala kann nicht zu Verletzungen führen.

Den Schmerz richtig dosieren

Gehen Sie also immer langsam in die beschriebenen Dehnungspositionen, und achten Sie auf die Empfindungen Ihres Körpers. Zieht es, spannt es, tut es weh? In der Regel wird die Spannung zunehmen und sich zu einem leichten, dann zu einem deutlichen Schmerz entwickeln.

Dabei sollten Sie Folgendes unbedingt beachten: Die Dehnung muss ein bisschen schmerzen, aber nur so, dass Sie sich wohl dabei fühlen. Es ist ein »angenehmer Schmerz«, der positiv besetzt ist. Dabei ist die bereits erwähnte Schmerzskala von 1 bis 10 oder darüber sehr hilfreich. 1 bedeutet: Sie merken gar nichts außer der Berührung selbst. 10 heißt: Es schmerzt so, dass es Sie beginnt zu quälen, Sie sich überbeansprucht fühlen, Ärger und Abwehr über diese Zumutung empfinden. Sie haben einen starken Drang, die Übung sofort abzubrechen bei 12 und darüber hinaus.

All das darf nicht sein und ist auch nicht nötig, um optimale Fortschritte zu erzielen. Ganz im Gegenteil werden solche negativen Empfindungen dazu führen, dass Sie sich eher verspannen, statt flexibler zu werden. Außerdem besteht die Gefahr, dass Sie die Übung zu früh abbrechen oder nach kurzer Zeit überhaupt nicht mehr machen.

Spüren Sie also beim langsamen Einnehmen der Positionen in sich hinein, und eichen Sie Ihre Schmerzskala. Innerhalb weniger Tage werden Sie immer sicherer Ihre optimale Position finden, die auf Ihrer Skala einen Wert zwischen 8 und 9,5 haben sollte.

Je unsicherer Sie sind, je mehr Befürchtungen Sie haben, sich zu verletzen, je mehr Schädigungen schon vorliegen, je mehr Operationen Sie hinter sich haben, umso niedriger sollte dieser Wert sein. Auch bei 5 bis 8 haben Sie schon positive Effekte. Haben Sie Vertrauen in sich. Sie werden mit jedem Tag sicherer, und diffuse Befürchtungen werden durch klares Wahrnehmen Ihrer individuellen Möglichkeiten ersetzt.

Übernehmen Sie die Verantwortung

Und bitte realisieren Sie einen sehr wichtigen Punkt: Hören Sie auf sich selbst! Sie wissen am besten, was Sie tun oder lassen sollen, weil Sie Ihren Körper am besten wahrnehmen können.

Halten Sie sich nach Operationen oder bei Krankheiten natürlich dennoch an die Anleitungen der Ärzte. Wenn Ihnen zum Beispiel ein künstliches Gelenk, eine Wirbelversteifung oder Ähnliches eingebaut wurde, sollten Sie kontrollieren, ob Sie einzelne Übungen nicht machen dürfen. Dann verändern Sie gegebenenfalls eine Position oder lassen sie weg. Da unsere Übungen sich gegenseitig ergänzen, wird der Effekt normalerweise trotzdem erreicht.

Achten Sie auf die Wahrnehmungen Ihres Körpers. Sie selbst wissen am besten, was Sie tun oder lassen sollen.

Wenn Sie unsicher sind, ob Sie gut beraten wurden, wenden Sie sich an einen Liebscher-&-Bracht Arzt oder Heilpraktiker, und holen Sie eine weitere Meinung ein.

Die drei Schritte der Schmerzfrei-Übungen

Jede Schmerzfrei-Übung folgt drei Schritten:

- Schritt 1: Sie dehnen passiv in die gezeigte Position.
- Schritt 2: Sie spannen gegen diese Dehnposition an.
- Schritt 3: Sie gehen aktiv maximal in die Dehnposition.

Die Schmerzfrei-Übungen im Überblick

Anwendung

- Neuprogrammierung der muskulären Programme im Gehirn
- Gesunde Neuausrichtung der Faszienstruktur
- Optimal nach der Osteopressur oder der Faszien-Rollmassage
- Um verlorene Bewegungswinkel (muskulär-fasziale Engpässe) gezielt wieder »gängig zu machen«
- Um Blockaden und Schmerzzustände dauerhaft aufzulösen

Grundsätzlich zu beachten

- Ausreichend Zeit und Ruhe nehmen
- Der Übungsschmerz darf auf der Skala von 1 bis 10 die Werte 9 bis 9,5 nicht übersteigen
- Varianten wählen, deren Position noch sicher eingenommen werden kann
- Bei Rumpf- und Kopfschmerzen beidseitig, bei Schmerzen in den Extremitäten einseitig üben

Durchführung

- Die zum jeweiligen Schmerz passenden Übungen 1- bis 2-mal täglich an 3 bis 6 Tagen die Woche üben
- Im ersten Schritt die beschriebene Position einnehmen, und wenn Sie auf der Schmerzskala einen Wert von 8 bis 9,5 erreicht haben, etwa 90 Sekunden auf diesem Wert bleiben
- Im zweiten Schritt, wie beschrieben, die gedehnten Muskeln 10 Sekunden auf einem Wert von 8 bis 9,5 anspannen
- Im dritten Schritt die Dehnungsposition mit höchstmöglicher Kraft aktiv 20 Sekunden lang maximieren
- Langsam die Position verlassen, durch freies Bewegen normalisieren

Die Schmerzfrei-Übungen in der Praxis

Schmerzfrei-Übung 1: Augen

Hinweise
Bei den Augenübungen unbedingt beachten: Kontaktlinsen bzw. Brillen entfernen. Es weisen immer die Fingerbeeren in Richtung Augapfel.

Augen obere Seite
Schritt 1: Sie sitzen aufrecht auf einem Stuhl. Legen Sie beide Zeigefinger oben auf die Augäpfel. Drehen Sie die Augäpfel so weit wie möglich nach unten, dabei mit den Zeigefingern vorsichtig nachhelfen.

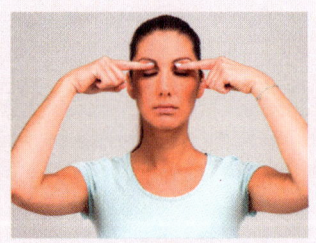

Schritt 2: Gegen die Haltekraft der von oben sanft blockierenden Zeigefinger versuchen Sie, die Augäpfel vorsichtig nach oben zu drehen – nur so intensiv, wie die Position gehalten werden kann. Die Spannung wieder lösen.

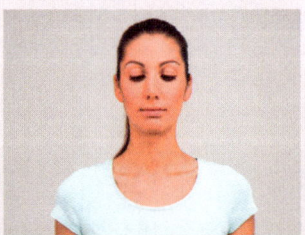

Schritt 3: Nehmen Sie die Zeigefinger weg, und versuchen Sie noch einmal nur mit der Kraft der Augen, die Augäpfel aktiv möglichst weit nach unten zu drehen. Den neu erreichten Rotationswinkel bewusst abspeichern.

Augen untere Seite

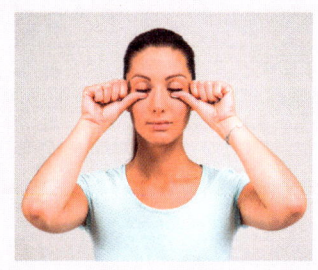

Schritt 1: Legen Sie beide Daumen unten auf die Augäpfel. Drehen Sie die Augäpfel so weit wie möglich nach oben, dabei mit den Daumen vorsichtig nachhelfen.

Schritt 2: Gegen die Haltekraft der von unten sanft blockierenden Daumen versuchen Sie, die Augäpfel vorsichtig nach unten zu drehen – nur so intensiv, wie die Position gehalten werden kann. Die Spannung wieder lösen.

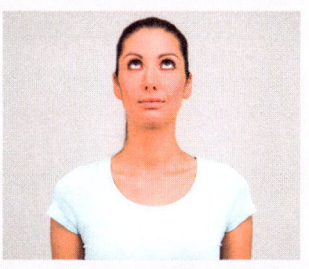

Schritt 3: Nehmen Sie die Daumen weg, und versuchen Sie noch einmal nur mit der Kraft der Augen, die Augäpfel aktiv möglichst weit nach oben zu drehen. Den neu erreichten Rotationswinkel bewusst abspeichern.

Augen rechte Seite

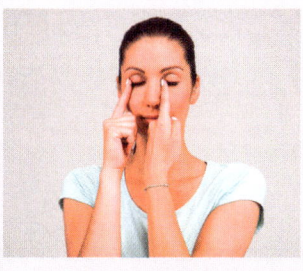

Schritt 1: Legen Sie beide Zeigefinger jeweils rechts auf die Augäpfel. Drehen Sie die Augäpfel so weit wie möglich nach links, dabei mit den Zeigefingern vorsichtig nachhelfen.

Schritt 2: Gegen die Haltekraft der von rechts mit Gefühl blockierenden Zeigefinger versuchen Sie, die Augäpfel vorsichtig nach rechts zu drehen – nur so intensiv, wie die Position gehalten werden kann. Die Spannung wieder lösen.

Schritt 3: Nehmen Sie die Zeigefinger weg, und versuchen Sie noch einmal nur mit der Kraft der Augen, die Augäpfel aktiv möglichst weit nach links zu drehen. Den neu erreichten Rotationswinkel bewusst abspeichern.

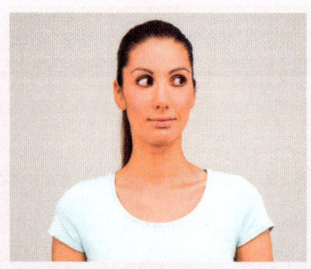

Augen linke Seite

Schritt 1: Legen Sie beide Zeigefinger jeweils links auf die Augäpfel. Drehen Sie die Augäpfel so weit wie möglich nach rechts, dabei mit den Zeigefingern vorsichtig nachhelfen.

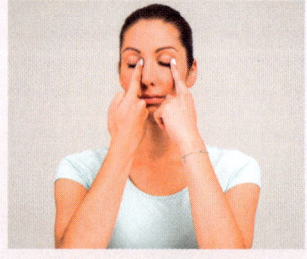

Schritt 2: Gegen die Haltekraft der von links sanft blockierenden Zeigefinger versuchen Sie, die Augäpfel vorsichtig nach links zu drehen – nur so intensiv, wie die Position gehalten werden kann. Die Spannung wieder lösen.

Schritt 3: Nehmen Sie die Zeigefinger weg, und versuchen Sie noch einmal nur mit der Kraft der Augen, die Augäpfel aktiv möglichst weit nach rechts zu drehen. Den neu erreichten Rotationswinkel bewusst abspeichern.

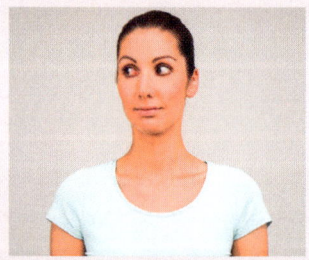

Online-Übungsbereich: www.liebscher-bracht.com/rds

Schmerzfrei-Übung 2: Kiefer

Schritt 1: Sie sitzen aufrecht auf einem Stuhl. Eine Hand auf das Kinn legen, den Mund locker öffnen und das Kinn nach unten ziehen, evtl. mit einer Hand an der Stirn gegenhalten. Alternativ haken Sie Mittel- und Zeigefinger beider Hände in den Unterkiefer ein und ziehen diesen möglichst weit nach unten.

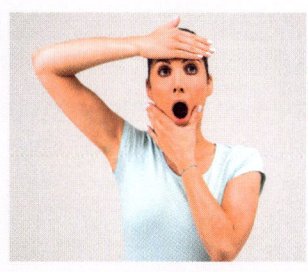

Schritt 2: Versuchen Sie den Mund gegen die haltende Hand zu schließen, spannen also den Unterkiefer an. Die Spannung wieder lösen.

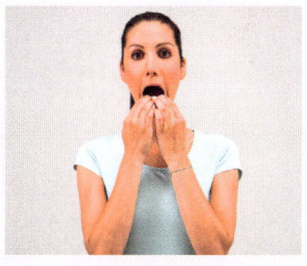

Schritt 3: Versuchen Sie noch einmal mit aller Kraft aktiv, den Mund weiter zu öffnen. Den neu erreichten Öffnungswinkel ganz bewusst abspeichern.

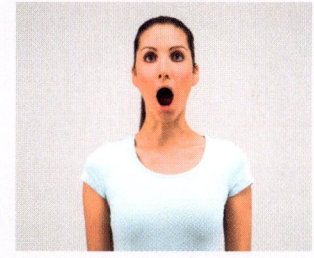

Online-Übungsbereich:
www.liebscher-bracht.com/rds

Schmerzfrei-Übung 3: Nacken

Nacken – rechte Seite

Schritt 1: Sie sitzen aufrecht auf einem Stuhl. Drehen Sie den Kopf 45 Grad nach rechts. Mit der linken Hand greifen Sie über den Kopf an die obere hintere Schädelecke (über dem rechten Ohr), und ziehen Sie den Kopf dosiert so weit wie möglich in die diagonale Beugung in Richtung des linken Ellbogens. Dabei den Rücken gerade lassen und die rechte Schulter maximal nach unten in Richtung der rechten Hüfte ziehen.

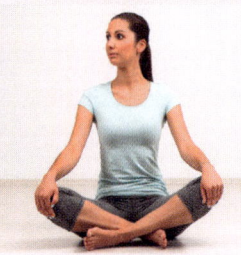

Schritt 2: Spannen Sie den Kopf gegen die haltende linke Hand nach hinten oben in die Gegenrichtung an. Die Spannung wieder lösen.

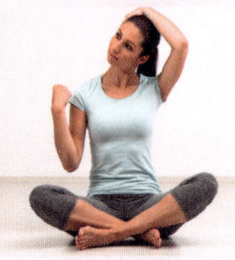

Schritt 3: Die linke Hand vom Kopf lösen. Versuchen Sie noch einmal mit aller Kraft aktiv, den Kopf in Richtung des linken Ellbogens zu beugen. Dabei den Rücken gerade halten und die rechte Schulter maximal nach unten in Richtung der rechten Hüfte ziehen.

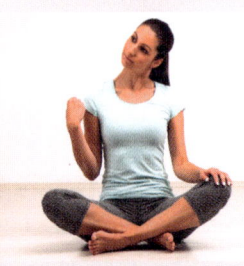

Online-Übungsbereich: www.liebscher-bracht.com/rds

Nacken – linke Seite

Schritt 1: Drehen Sie bei geradem Rücken den Kopf 45 Grad nach links. Greifen Sie mit der rechten Hand über den Kopf an die obere hintere Schädelecke (über dem linken Ohr), und ziehen Sie den Kopf dosiert so weit wie möglich in die diagonale Beugung in Richtung des rechten Ellbogens. Dabei den Rücken gerade lassen und die linke Schulter maximal nach unten in Richtung der linken Hüfte ziehen.

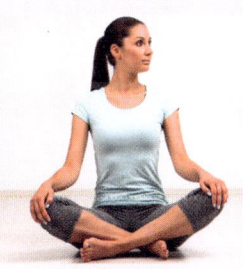

Schritt 2: Spannen Sie gegen die haltende rechte Hand den Kopf nach hinten oben an. Die Spannung wieder lösen.

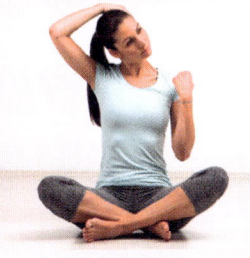

Schritt 3: Die rechte Hand vom Kopf lösen. Versuchen Sie noch einmal mit aller Kraft aktiv den Kopf in Richtung des rechten Ellbogens zu beugen. Dabei den Rücken gerade halten und die linke Schulter maximal nach unten in Richtung der linken Hüfte ziehen.

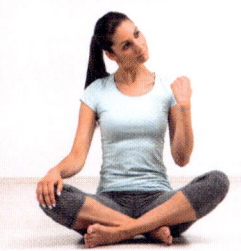

Online-Übungsbereich: www.liebscher-bracht.com/rds

Schmerzfrei-Übung 4: Wirbelsäule

Schritt 1: Sie sitzen auf dem Boden, die Beine sind etwas angewinkelt, die Fußsohlen liegen locker aneinander. Beugen Sie sich nach vorne, und greifen Sie mit der rechten Hand die Fußspitzen, mit der linken Hand den Hinterkopf. Ziehen Sie dosiert mit der rechten Hand den Rumpf nach vorne unten und mit der linken Hand den Kopf so weit wie möglich in Richtung Brust.

Schritt 2: Gegen die haltenden Hände die Rückenstrecker und die Nackenstrecker anspannen, so als wollten Kopf und Rumpf nach oben bzw. nach hinten. Die Spannung wieder lösen.

Schritt 3: Legen Sie sich mit leicht aufgestellten Beinen auf den Rücken. Bringen Sie zuerst die Halswirbelsäule, dann die Lendenwirbelsäule und schließlich die Kniekehlen möglichst nah zum Boden.

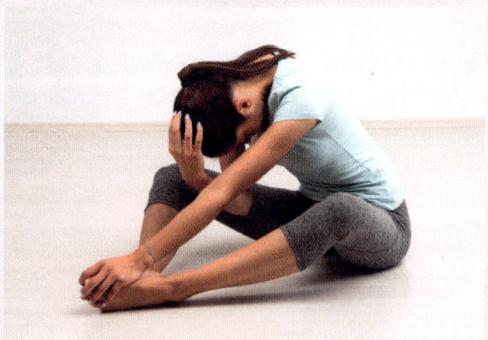

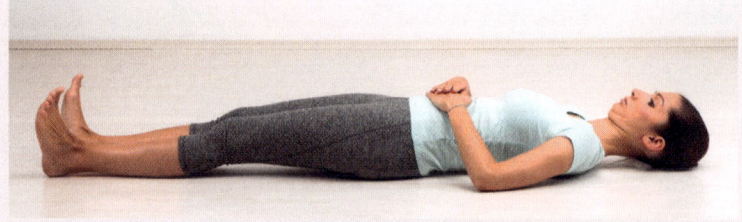

Dabei jeweils nur so weit absenken, wie die vorherige Position noch gehalten werden kann.

Zum Schluss schieben Sie die Fersen auf dem Boden nach unten und den Scheitelpunkt des Kopfes auf dem Boden nach oben schieben, so dass die Körperlänge maximiert wird. Diese Körperposition bewusst abspeichern.

Hinweis
Machen Sie die Übungen auf der schmerzenden Seite. Wenn Sie schmerzfrei sind, üben Sie beide Seiten oder wechseln die Seiten jeden Tag ab, um die Beweglichkeit weiter zu verbessern.

Diese Übung für die Wirbelsäule ist Ausrichtung, Dehnung und Kräftigung in einem. Sie dehnt genau die Faszien, die zu kurz sind und kräftigt die Muskeln, an denen die Faszien zu wenig Zugkraft aufbauen. Durch das regelmäßige Üben bekommt die Wirbelsäule exakt die richtigen Reizsetzungen, um die übermäßige Lordose im Bereich der Lendenwirbelsäule und der Halswirbelsäule auf ein physiologisches Maß zu reduzieren und die übermäßige Kyphose (Rundrücken) im Bereich der Brustwirbelsäule zu begradigen. Das Anspannen, um die fünf genannten Körperhaltungen einzunehmen, sollte so kräftig wie möglich geschehen und immer wieder im Verlauf der Übung korrigiert und verstärkt werden.

Online-Übungsbereich: www.liebscher-bracht.com/rds

Schmerzfrei-Übung 5: Zwerchfell

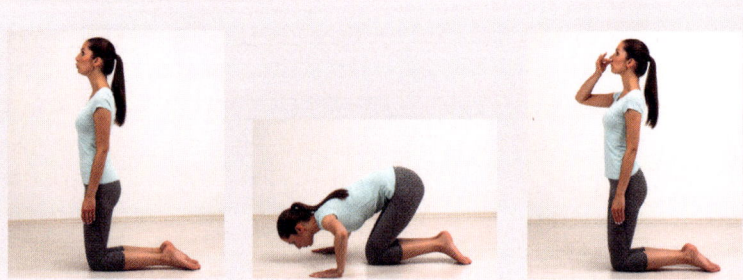

Schritt 1: Sie sitzen aufrecht auf einem Stuhl. Atmen Sie maximal aktiv aus, indem Sie die Luft durch den leicht geöffneten Mund auspusten. Wenn die Ausatmungsgrenze erreicht ist, pressen Sie durch maximales Einziehen des Bauches noch mehr Luft aus den Lungen heraus. Durch Vorbeugen, Einrollen des Rumpfes und der Schultern bauen Sie so viel zusätzlichen Druck unterhalb des Zwerchfelles in der Bauchhöhle auf wie möglich und quetschen den letzten Rest Luft heraus. Dann den Mund schließen und die Nase zuhalten.

Schritt 2: Nun richten Sie sich rasch wieder auf. Wölben Sie die Brust vor, und versuchen Sie gegen die zugehaltene Nase und den geschlossenen Mund mit maximal möglicher Anstrengung einzuatmen, um ein Vakuum zu erzeugen. Zur Verstärkung strecken Sie den Bauch heraus. Die Spannung lösen.

Schritt 3: Danach atmen Sie aktiv dreimal so tief wie möglich durch die Nase ein und den Mund aus. Beim Ausatmen ziehen Sie die Bauchdecke so weit wie möglich ein. Diese Position bewusst speichern. Beim Einatmen füllen Sie die Lungen mit so viel Luft wie möglich, strecken den Bauch heraus und pumpen sich richtig auf.

Online-Übungsbereich: www.liebscher-bracht.com/rds

Schmerzfrei-Übung 6: Gesäß

Gesäß – rechte Seite
Schritt 1: Setzen Sie sich mit ausgestreckten Beinen auf den Boden. Winkeln Sie das rechte Bein vor sich um 90 Grad an, stützen Sie sich mit den Händen ab, und schieben Sie das linke Bein möglichst weit nach hinten. Ausstrecken und den linken Fuß möglichst auf dem Fußrücken ablegen. Der rechte Oberschenkel und die rechte Gesäßhälfte bleiben am Boden. Zur Dehnung schieben Sie die linke Hüfte in Richtung der rechten Ferse.

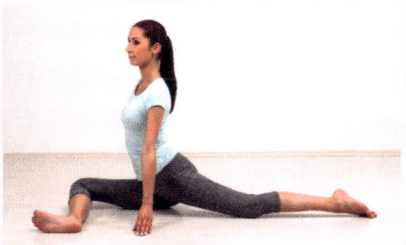

Varianten zu Schritt 1: Fällt Ihnen die Übung am Boden zu schwer, oder ist sie gar nicht auszuführen, setzen Sie sich dafür auf einen Stuhl. Dort können Sie den Schwierigkeitsgrad deutlich reduzieren:

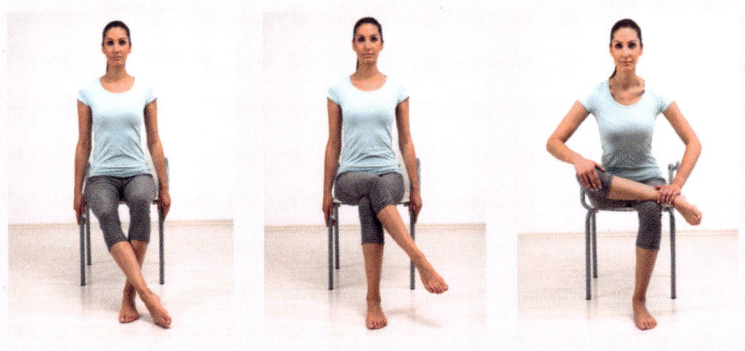

Die Beine wie auf den Bildern mehr oder weniger überschlagen und dann den Rumpf, der gerade bleibt, nach vorne beugen und an den rechten Unterschenkel annähern.

Schritt 2: In der Dehnposition bauen Sie mit der Außenseite des rechten Fußes und mit dem Unterschenkel Druck gegen den Boden oder das linke Bein auf, als ob Sie sich mit dem rechten Bein nach oben drücken wollten. Die Spannung wieder lösen.

Schritt 3: Wieder in die Rückenlage gehen und noch einmal mit aller Kraft aktiv versuchen, den rechten Unterschenkel horizontal so weit wie möglich vor den Oberkörper zu ziehen und dabei mit dem rechten großen Zeh möglichst dicht an die Nase zu kommen. Der Kopf bleibt am Boden. Diese neue Position bewusst abspeichern.

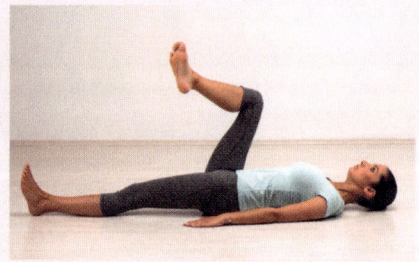

Gesäß – linke Seite

Schritt 1: Sie sitzen auf dem Boden. Winkeln Sie das linke Bein vor sich um 90 Grad an, stützen Sie sich mit den Händen ab, und schieben Sie das rechte Bein möglichst weit nach hinten. Ausstrecken und den rechten Fuß möglichst auf dem Fußrücken ablegen. Der linke Oberschenkel und die linke Gesäßhälfte bleiben am Boden. Zur Dehnung schieben Sie die rechte Hüfte in Richtung der linken Ferse. Fällt Ihnen das zu schwer, machen Sie die Übung auf einem Stuhl sitzend: Wie oben beschrieben, den Rumpf, der gerade bleibt, an den linken Unterschenkel annähern.

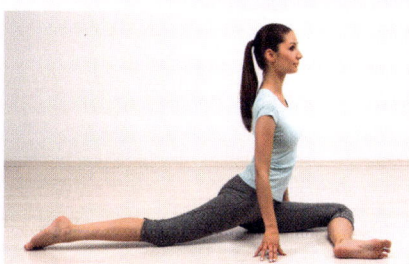

Schritt 2: In der Dehnposition bauen Sie mit der Außenseite des linken Fußes und mit dem Unterschenkel Druck gegen den Boden auf, als ob Sie sich mit dem linken Bein nach oben drücken wollten. Auf dem Stuhl sitzend, drücken Sie das linke Bein gegen das rechte Bein. Die Spannung wieder lösen.

Schritt 3: Wieder in der Rückenlage versuchen Sie noch einmal mit aller Kraft aktiv den linken Unterschenkel horizontal so weit wie möglich vor den Oberkörper zu ziehen und dabei den linken großen Zeh an die Nase zu bekommen. Der Kopf bleibt am Boden. Diese neue Position bewusst abspeichern.

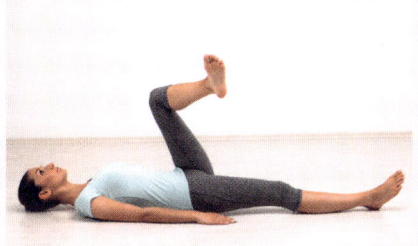

Hinweis
Die Varianten zu der Übung finden Sie auf Seite 125.
  Online-Übungsbereich: www.liebscher-bracht.com/rds

Schmerzfrei-Übung 7: Schulter und Rücken

Schritt 1: Gehen Sie in den Vierfüßlerstand. Schieben Sie die Hände nach vorne, bis die Arme vollständig gestreckt sind, die Daumen berühren sich. Die Oberschenkel stehen senkrecht. Erhöhen Sie die Dehnung in der Schulter durch das Absenken der Brust, und – wenn nötig – indem Sie mit den Händen nach vorne rutschen passiv so weit wie möglich. Der Kopf ist entspannt.

Schritt 2: Haben Sie die vorläufige Endposition der Dehnung erreicht, bleiben Sie darin und bauen mit den Händen Druck gegen den Boden auf. Die Arme müssen dabei vollständig gestreckt bleiben. Die Spannung wieder lösen.

Schritt 3: Nun richten Sie sich auf und versuchen im Kniestand oder Stand noch einmal mit aller Kraft aktiv, die Arme so weit wie möglich nach oben über den Kopf zu ziehen. Dabei den Rücken möglichst gerade halten; die Arme sind durchgestreckt; die Daumen berühren sich. Die neu erreichte Endposition bewusst abspeichern.

Online-Übungsbereich:
www.liebscher-bracht.com/rds

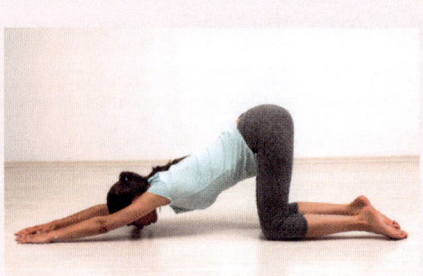
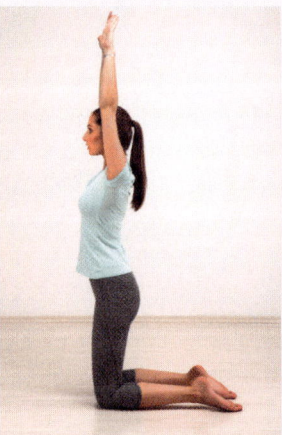

Schmerzfrei-Übung 8: Obere Brust

Obere Brust – rechte Seite
Schritt 1: Legen Sie sich in Bauchlage auf den Boden. Strecken Sie den rechten Arm aus und legen ihn aufsteigend von der Schulterlinie mit der Handfläche auf dem Boden ab. Mit der linken Hand stützen Sie sich auf dem Boden ab. Ziehen Sie nun das linke Knie an und drehen den Körper so weit nach links, bis die Dehnung in der rechten Schulter maximal ist. Der Kopf kann am Boden liegen bleiben. Fortgeschrittene können den Kopf auch vom Boden abheben und nach links drehen.
Schritt 2: In dieser Position drücken Sie mit dem rechten Ellbogen und der rechten Hand so fest wie möglich gegen den Boden. Die Spannung auflösen.
Schritt 3: In der Bauchlage noch einmal mit aller Kraft aktiv versuchen, die Arme möglichst weit nach oben zu ziehen. Dabei muss der anfänglich eingestellte Winkel unbedingt gehalten werden. Die erreichte Position bewusst abspeichern.

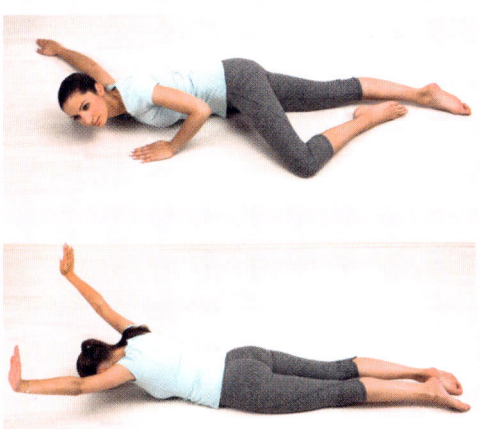

Variante 1: Den übenden Arm in Schulterhöhe ablegen.
Variante 2: Den übenden Arm steiler nach oben ablegen.
Variante 3: Bei der Abschlussanspannung nicht nur die Arme maximal hochziehen, sondern zusätzlich die Fingerspitzen und dadurch die Handgelenke überstrecken.
Variante 4: Als kurze Übung für zwischendurch stellen Sie sich vor eine Ecke in einem Zimmer. Legen Sie die Arme in verschiedenen Winkeln gegen die Wände, und laufen Sie vorsichtig in die Ecke hinein. Dabei beide Hände gegen die Wände spannen. Spannung wieder lösen.

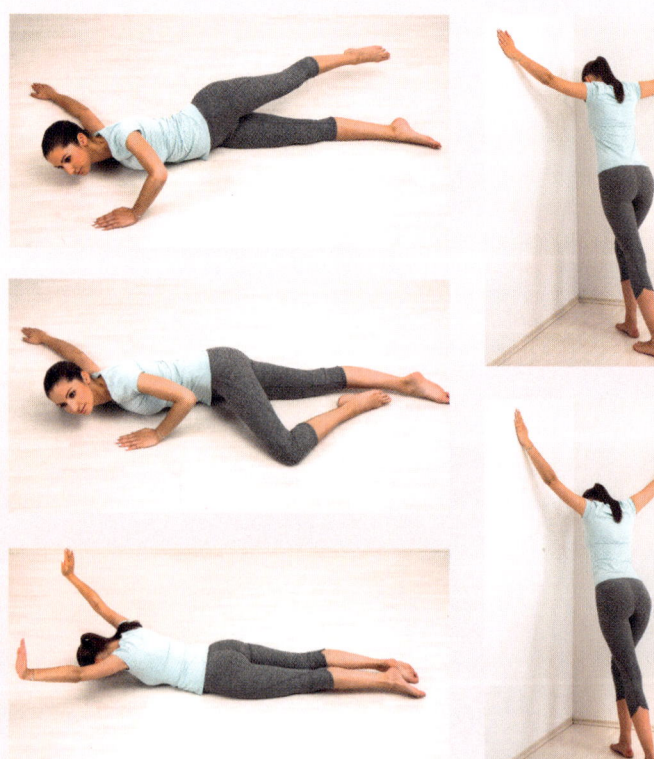

Obere Brust – linke Seite

Schritt 1: Strecken Sie den linken Arm aus und legen ihn aufsteigend von der Schulterlinie mit der Handfläche auf dem Boden ab.

Mit der rechten Hand stützen Sie sich auf dem Boden ab. Ziehen Sie nun das rechte Knie an und drehen den Körper so weit nach rechts, bis die Dehnung in der linken Schulter maximal ist. Der Kopf kann am Boden liegen bleiben. Fortgeschrittene können ihn vom Boden abheben und nach rechts drehen.

Schritt 2: In dieser Position mit dem linken Ellbogen und der linken Hand so fest wie möglich gegen den Boden drücken. Die Spannung auflösen.

Schritt 3: In der Bauchlage noch einmal mit aller Kraft aktiv versuchen, die Arme möglichst weit nach oben zu ziehen. Dabei muss der Winkel unbedingt gehalten werden. Die erreichte Position bewusst abspeichern.

Hinweis
Die Varianten zu der Übung finden Sie auf der linken Seite.

Online-Übungsbereich:
www.liebscher-bracht.com/rds

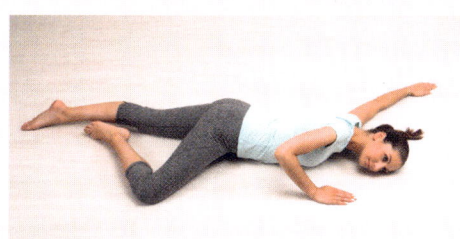

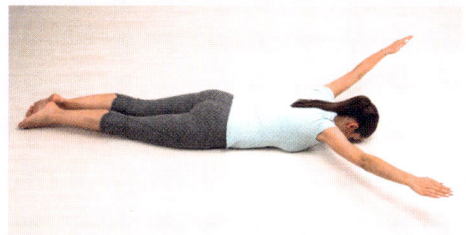

Schmerzfrei-Übung 9: Bauch

Schritt 1: Legen Sie sich auf den Bauch. Setzen Sie die Handflächen vorne auf (wenn das zu hoch ist, nur die Unterarme auflegen), und spannen Sie Gesäßmuskeln und Beinstrecker an. Nun drücken Sie 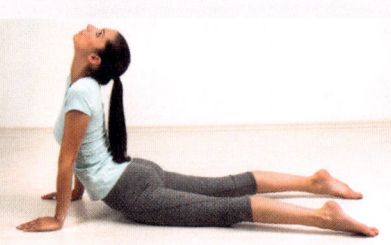 sich mit den Armen nach oben in die Bauchdehnung.

Variante zu Schritt 1: Gehen Sie in den Vierfüßlerstand, und lassen Sie die Leiste langsam absinken. Stoppen Sie, wenn es im Rücken zu ziehen beginnt. Versuchen Sie, die Biegung vor allem in der Brustwirbelsäule und der Hüfte entstehen zu lassen, das Kinn bleibt möglichst nah am Kehlkopf. Die Arme sollten gestreckt sein und die Hände so weit nach vorne gesetzt, dass die Dehnung nicht zu intensiv wird. Die Schultern möglichst absenken.

Schritt 2: In dieser Position den Rücken anspannen, den Bauch anspannen, als ob Sie das Becken anheben wollten, und die Knie gegen den Boden drücken. Nur so weit anspannen, dass das Becken nicht tatsächlich angehoben wird. Die Spannung wieder lösen.

Schritt 3: Beugen Sie die Ellenbogen, und senken Sie den Oberkörper, bis Sie die Hände vom Boden abheben können. Halten Sie diese Position, und ziehen Sie den Körper noch einmal aktiv möglichst

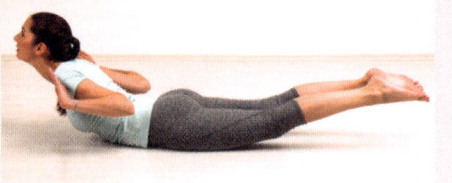 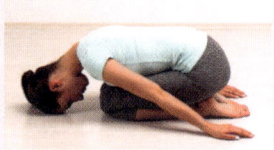

Die Schmerzfrei-Übungen

weit nach oben. Speichern Sie bewusst die nun erreichte Höhe ab. Anschließend setzen Sie sich auf die Fersen und legen den Rumpf auf den Oberschenkeln ab, die Arme liegen rechts und links vom Körper.

Variante zu Schritt 1: Das übende Bein anwinkeln und die Fußsohle an das andere Knie legen.

Variante zu Schritt 3: Beim Hochziehen aus der Bauchlage auch die Beine mit nach oben ziehen.

Online-Übungsbereich: www.liebscher-bracht.com/rds

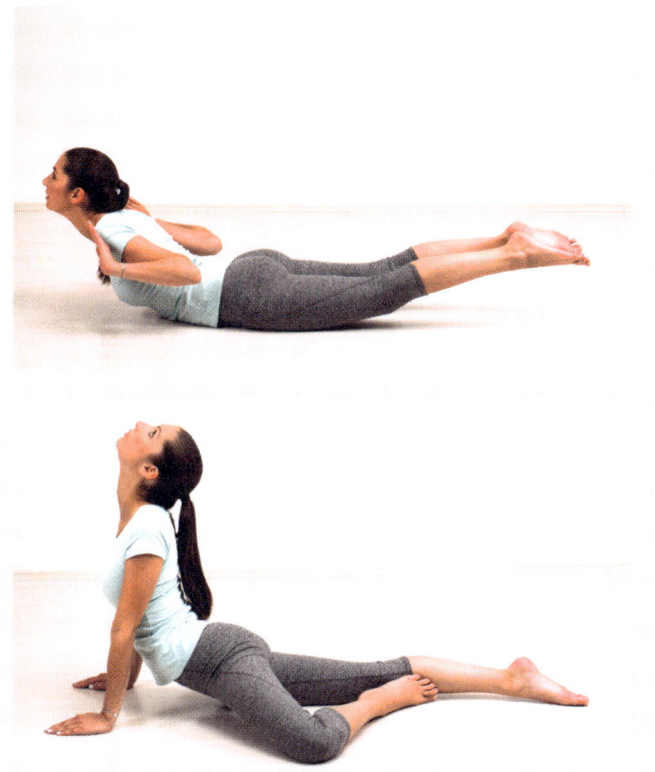

Schmerzfrei-Übung 10: Vordere Schulter

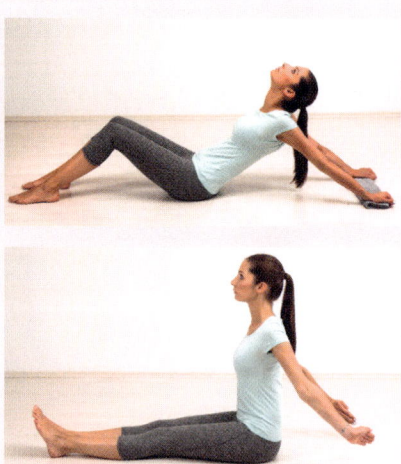

Schritt 1: Setzen Sie sich auf den Boden, und stützen Sie sich mit beiden Handflächen in Schulterbreite hinten auf dem Boden ab. Benutzen Sie ein Handtuch, um den Abstand fest einzustellen. Die Arme sind vollständig gestreckt. Nun »laufen« Sie mit dem Gesäß nach vorne und steigern so die Dehnspannung in der Schulter so weit wie möglich. Die Brust dabei möglichst weit geöffnet lassen, der Rumpf bleibt gerade.

Schritt 2: Drücken Sie mit beiden Ellbogen die Hände fest gegen den Boden, als ob diese in den Boden eindringen sollen. Die Spannung wieder lösen.

Schritt 3: Gehen Sie vorsichtig aus der Dehnung heraus und setzen sich wieder gerade auf. Führen Sie die Arme noch einmal aktiv mit aller Kraft so weit wie möglich nach hinten. Dabei sehr darauf achten, dass die Brust geöffnet ist, die Schultern nicht nach vorne einrollen und der Rücken gerade bleibt. Die erreichte Position bewusst abspeichern.

Online-Übungsbereich: www.liebscher-bracht.com/rds

Schmerzfrei-Übung 11: Armstrecker

Armstrecker – rechte Seite
Schritt 1: Legen Sie sich auf den Bauch, und strecken Sie den rechten Arm lang nach vorne aus. Die Handfläche liegt auf dem Boden. Nun beugen Sie den rechten Arm im Ellbogen so weit es Ihnen möglich ist. Drücken Sie mit den Fingerspitzen der linken Hand das rechte Handgelenk möglichst nah an die rechte Schulter.

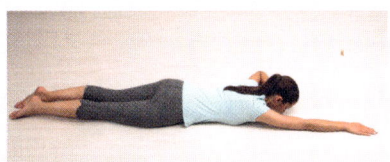 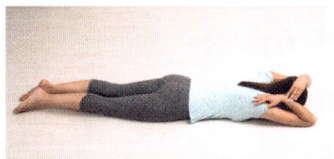

Schritt 2: Nun drücken Sie das rechte Handgelenk gegen die haltenden Fingerspitzen der linken Hand nach oben, so als solle der Arm ausgestreckt werden. Gleichzeitig drücken Sie den rechten Ellbogen leicht auswärts gegen den Boden. Die Spannung wieder lösen.

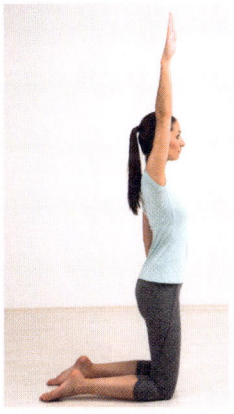 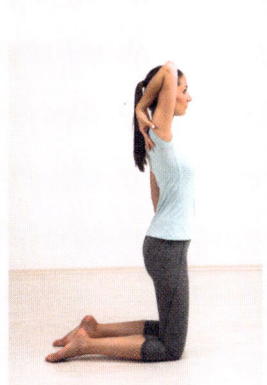

Schritt 3: Richten Sie sich auf, und gehen Sie in den Kniestand oder Stand. Halten Sie den rechten Arm gestreckt vor sich und führen ihn so weit wie möglich nach oben. Können Sie ihn senkrecht ausstrecken, führen Sie die rechte Hand so weit wie möglich an das rechte Schultergelenk. Ist es Ihnen nicht möglich, den Arm senkrecht nach oben zu führen, lassen Sie ihn gestreckt. Die erreichte Position (bei gestrecktem oder gebeugtem Arm) bewusst abspeichern.

Armstrecker – linke Seite
Schritt 1: Legen Sie sich auf den Bauch, und strecken Sie den linken Arm lang nach vorne aus. Die Handfläche liegt auf dem Boden. Nun beugen Sie den linken Arm im Ellbogen so weit es Ihnen möglich ist. Drücken Sie mit den Fingerspitzen der rechten Hand das linke Handgelenk möglichst nah an die linke Schulter.

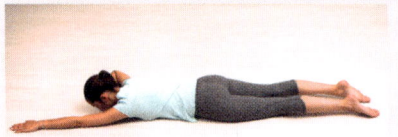
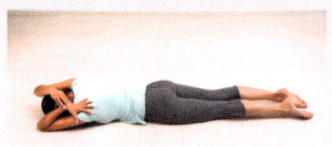

Schritt 2: Nun drücken Sie das linke Handgelenk gegen die haltenden Fingerspitzen der rechten Hand nach oben, so als solle der Arm ausgestreckt werden. Gleichzeitig drücken Sie den linken Ellbogen leicht auswärts gegen den Boden. Die Spannung wieder lösen.

Schritt 3: Richten Sie sich auf, und gehen Sie in den Kniestand oder Stand. Halten Sie den linken Arm gestreckt vor sich und führen ihn so weit wie möglich nach oben. Können Sie ihn senkrecht ausstrecken, führen Sie die linke Hand so weit wie möglich an das linke Schultergelenk. Ist es Ihnen nicht möglich, den Arm senkrecht nach oben zu führen, lassen Sie ihn gestreckt. Die erreichte Position (bei gestrecktem oder gebeugtem Arm) bewusst abspeichern.

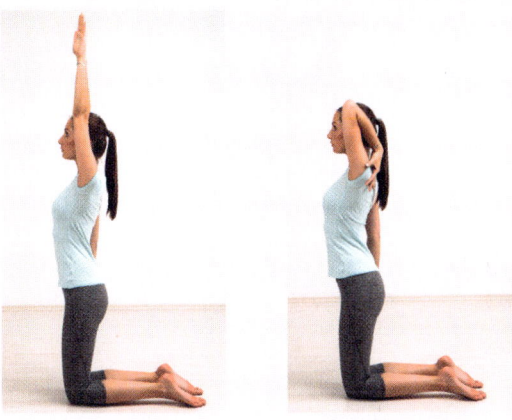

Online-Übungsbereich: www.liebscher-bracht.com/rds

Schmerzfrei-Übung 12: Handbeuger

Schritt 1: Gehen Sie in den Vierfüßlerstand. Drehen Sie beide Hände nach außen, bis Finger und Daumen zu den Knien zeigen. Die Ellbogen sind vollständig gestreckt, Handflächen und Finger liegen auf dem Boden auf. In dieser Position der maximalen Außenrotation des Unterarmes mit dem Körper so weit nach hinten gehen, bis die Dehnung in den Handgelenken maximal ist.

Schritt 2: In der erreichten Position mit der Handfläche und den Fingern so gegen den Boden drücken, als ob Hände und Finger gebeugt werden sollen. Die Spannung wieder lösen.

Schritt 3: Die Hände vom Boden lösen und abheben, die Ellbogen bleiben gestreckt, die Unterarme nach außen gedreht. Nun Finger und Handrücken noch einmal mit aller Kraft aktiv in Richtung Ellbo-

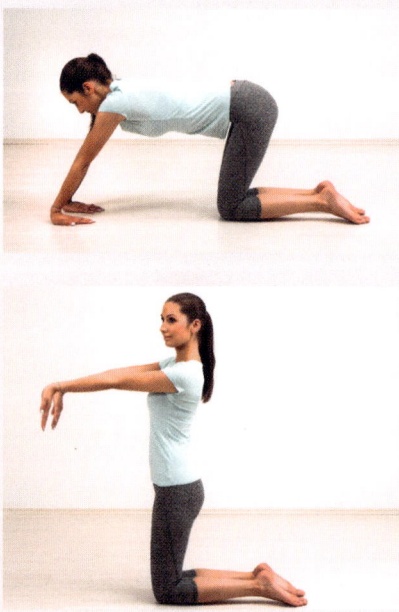

gen in die maximal erreichbare Dehnung ziehen. Den erreichten Winkel bewusst abspeichern.

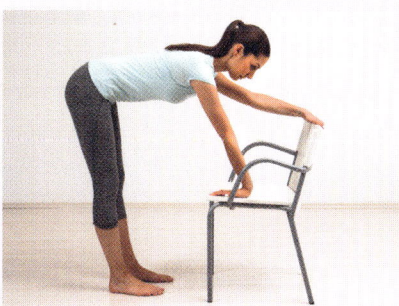

Variante 1: Auf einem Tisch, einem Stuhl oder auf dem Boden nur eine Seite üben.

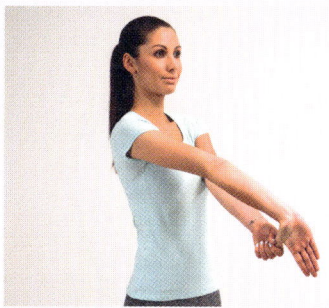

Variante 2: Den Daumen einzeln dehnen. Dazu unter der betroffenen Hand hindurch den Daumen greifen und in Richtung des Ellbogens ziehen.

Online-Übungsbereich: www.liebscher-bracht.com/rds

Schmerzfrei-Übung 13: Hinteres Bein

Hinteres Bein – rechte Seite
Schritt 1: Sie sitzen auf dem Boden. Das rechte Bein strecken Sie nach vorne aus, der Fuß ist aufrecht, das linke Bein beugen Sie und legen es vor dem Körper ab. Nun greifen Sie mit beiden Händen den linken Fuß und schieben ihn so weit nach vorne, wie es die Dehnspannung im rechten Bein zulässt. Gleichzeitig ziehen Sie den rechten Ballen und die Zehen zum Knie. Wenn möglich, greifen Sie nun mit der rechten Hand den rechten Fuß am Ballen und ziehen dabei den Rumpf nach vorne, so weit es die Dehnspannung zulässt.
Schritt 2: In dieser Position bauen Sie mit der rechten Kniekehle und der Ferse Spannung gegen den Boden auf, als ob Sie das rechte Bein in den Boden drücken und gleichzeitig beugen möchten. Wenn die rechte Hand den rechten Fuß hält, versuchen Sie den Fuß zu stre-

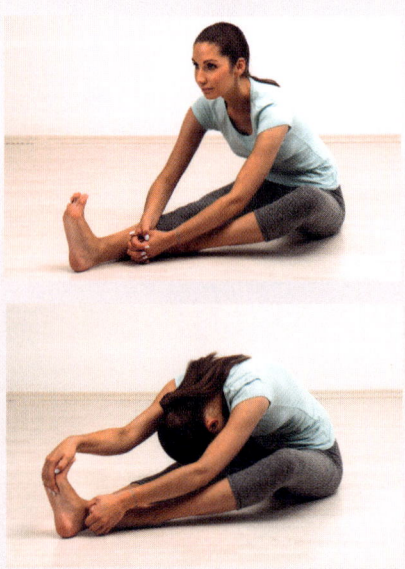

cken und dadurch die Spannung zu verstärken. Die Spannung wieder lösen.

Schritt 3: Legen Sie sich auf den Rücken. Versuchen Sie mit aller Kraft aktiv, das vollständig gestreckte rechte Bein möglichst weit nach oben und in Richtung Kopf zu führen und gleichzeitig den rechten Fuß anzuziehen.

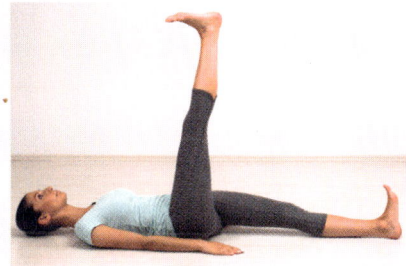

Variante 1: Wenn die Kniestreckung so extrem ist, dass die Kniekehle beim Aufliegen der Ferse abhebt, unterlegen Sie die Ferse mit einem Buch oder einem anderen festen Gegenstand.

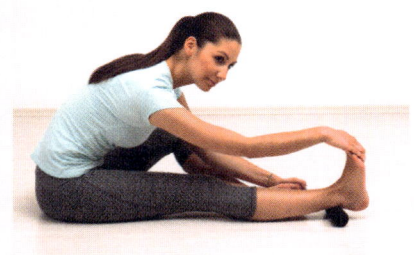

Hinteres Bein – linke Seite

Schritt 1: Sie sitzen auf dem Boden. Das linke Bein strecken Sie nach vorne aus, der Fuß ist aufrecht, das rechte Bein beugen Sie und legen es vor dem Körper ab. Nun greifen Sie mit beiden Händen den rechten Fuß und schieben ihn so weit nach vorne, wie es die Dehnspannung im linken Bein zulässt. Gleichzeitig ziehen Sie den linken Ballen und die Zehen zum Knie. Wenn möglich, greifen Sie nun mit der linken Hand den linken Fuß am Ballen und ziehen dabei den Rumpf nach vorne, soweit es die Dehnspannung zulässt.

Schritt 2: In dieser Position bauen Sie mit der rechten Kniekehle und der Ferse Spannung gegen den Boden auf, als ob Sie das linke Bein in den Boden drücken und gleichzeitig beugen möchten. Wenn die linke Hand den linken Fuß hält, versuchen Sie den Fuß zu strecken und dadurch die Spannung zu verstärken. Die Spannung wieder lösen.

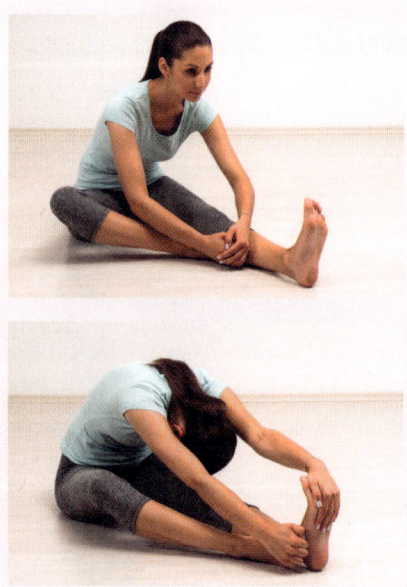

Die Schmerzfrei-Übungen 143

Hinweis
Die Varianten zu der Übung finden Sie auf Seite 141.

Schritt 3: Legen Sie sich auf den Rücken. Versuchen Sie mit aller Kraft aktiv, das vollständig gestreckte linke Bein möglichst weit nach oben und in Richtung Kopf zu führen und gleichzeitig den rechten Fuß anzuziehen.

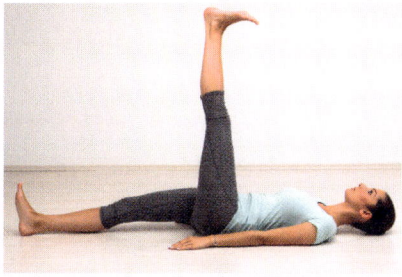

Online-Übungsbereich: www.liebscher-bracht.com/rds

Schmerzfrei-Übung 14: Vorderer Oberschenkel

Vorderer Oberschenkel – rechte Seite

Schritt 1: Legen Sie sich in Bauchlage auf den Boden. Winkeln Sie das rechte Bein an, und greifen Sie mit beiden Händen den rechten Fußrücken. Drücken Sie die rechte Hüfte fest gegen den Boden, und ziehen Sie die Ferse so nah wie möglich zum Gesäß. Achtung: Die Hüfte darf nicht vom Boden abheben.

Schritt 2: Bauen Sie mit dem Fuß Spannung gegen die haltenden Hände auf, als ob Sie das rechte Bein strecken möchten. Achten Sie darauf, dass die Hüfte am Boden bleibt. Die Spannung lösen.

Schritt 3: Lassen Sie nun den rechten Fuß los, und versuchen Sie, die erreichte Position zu halten. Versuchen Sie noch einmal mit aller Kraft aktiv, die rechte Ferse möglichst weit an das Gesäß zu führen, wobei die Hüfte am Boden bleiben muss. Die erreichte Position bewusst abspeichern.

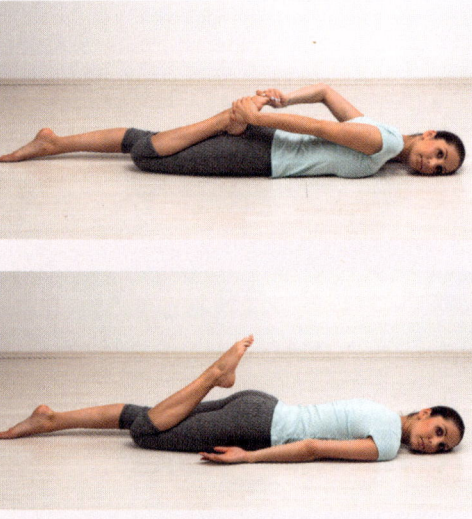

Variante 1: Wenn Sie den Fuß nicht mit den Händen greifen können, nehmen Sie ein Handtuch oder eine Schlaufe zur Hilfe.

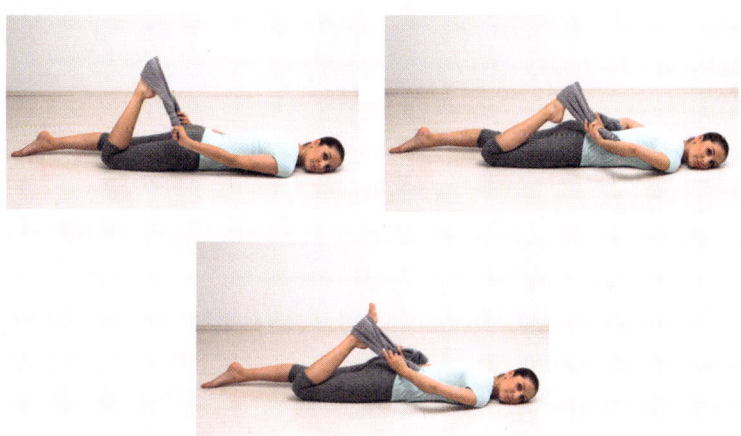

Variante 2: Wenn in der normalen Position kein deutlicher Dehnungsschmerz mehr ausgelöst wird, legen Sie ein Buch oder mehrere Bücher unter das Knie. Auch hier ist es wichtig, dass die Hüfte möglichst weit am Boden bleibt. Hebt sie ab, ist die Unterlage zu dick.

Variante 3: Um zumindest drei Anteile des Oberschenkelstreckers in der Dehnung anzusprechen, setzen Sie sich auf die Fersen. Je mehr Sie sich nach vorn abstützen, desto geringer ist die Intensität der Dehnung.

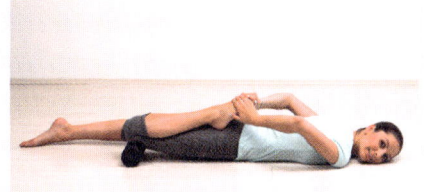 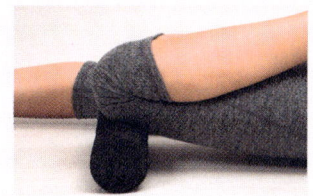

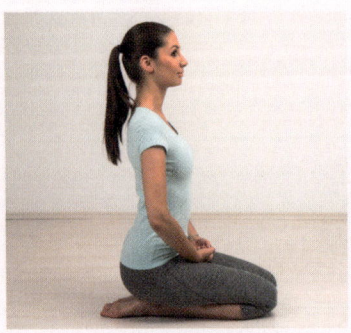 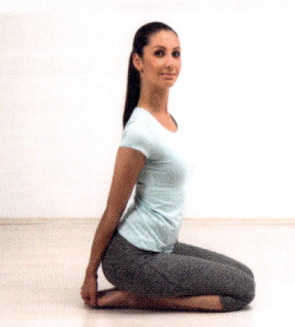

Variante 4: Im Fersensitz können Sie die Wirkung auf das Fußgelenk und die Zehenstrecker deutlich erhöhen, indem Sie die Zehen hochziehen.

Vorderer Oberschenkel – linke Seite

Schritt 1: Legen Sie sich in Bauchlage auf den Boden. Winkeln Sie das linke Bein an, und greifen Sie mit beiden Händen den linken Fußrücken. Drücken Sie die linke Hüfte fest gegen den Boden, und ziehen Sie die Ferse so nah wie möglich zum Gesäß. Achtung: Die Hüfte darf nicht vom Boden abheben.

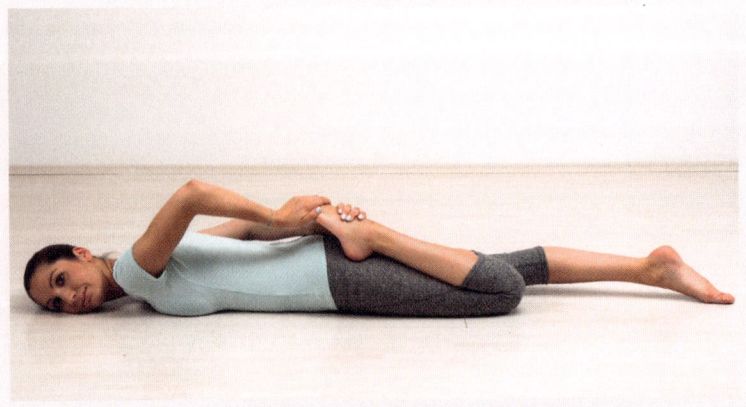

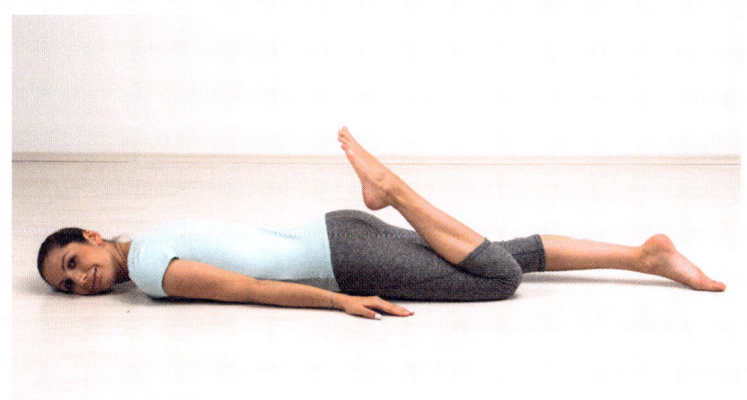

Schritt 2: Bauen Sie mit dem Fuß Spannung gegen die haltenden Hände auf, als ob Sie das linke Bein strecken möchten. Achten Sie darauf, dass die Hüfte am Boden bleibt. Die Spannung lösen.
Schritt 3: Lassen Sie nun den linken Fuß los, und versuchen Sie, die erreichte Position zu halten. Versuchen Sie noch einmal mit aller Kraft aktiv, die linke Ferse möglichst weit an das Gesäß zu führen, wobei die Hüfte am Boden bleiben muss. Die erreichte Position bewusst abspeichern.

Hinweis
Die Varianten zu der Übung finden Sie auf Seite 145f. und im Online-Übungsbereich: www.liebscher-bracht.com/rds.

Schmerzfrei-Übung 15: Waden

Waden – rechte Seite

Schritt 1: Sie stehen aufrecht, die Füße schulterbreit auseinander. Stellen Sie den rechten Fuß so weit nach hinten, bis die Dehnung in der rechten Wade zu spüren ist. Der Fuß zeigt nach vorne, er soll exakt wie der linke Fuß ausgerichtet sein. Das rechte Knie vollständig durchstrecken. Für die maximale Dehnung das linke Bein so weit beugen, dass die rechte Ferse gerade noch nicht abhebt, was durch das bewusste Strecken des rechten Knies verhindert wird.

Schritt 2: Nun mit dem Ballen des rechten Fußes möglichst stark in den Boden drücken, als ob der Fuß abgesenkt werden soll. Spannung wieder lösen.

Schritt 3: Wieder normal hinstellen und den rechten Fuß auf der Ferse etwas vorne aufsetzen. Nun ziehen Sie aktiv noch einmal mit aller Kraft bei voll durchgestrecktem rechten Knie den rechten Ballen und die Zehen zum Schienbein. Den maximal erreichbaren Winkel bewusst abspeichern.

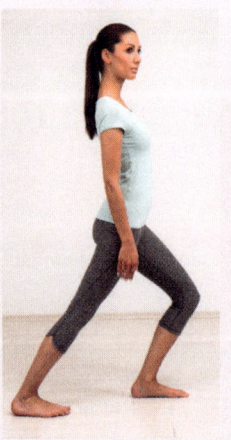 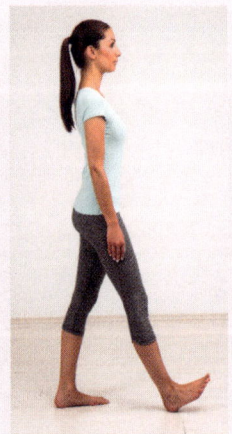

Variante: Um die Kraft und Stabilität in der Übung zu erhöhen, stützen Sie sich mit beiden Händen an einer Wand ab.

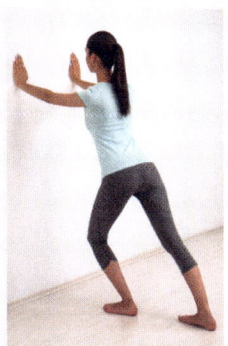

Waden – linke Seite

Schritt 1: Sie stehen aufrecht, die Füße schulterbreit auseinander. Stellen Sie den linken Fuß so weit nach hinten, bis die Dehnung in der linken Wade zu spüren ist. Der Fuß zeigt nach vorne, er soll exakt wie der rechte Fuß ausgerichtet sein. Das linke Knie vollständig

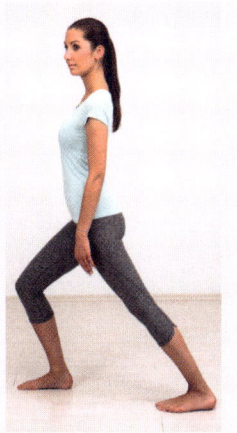 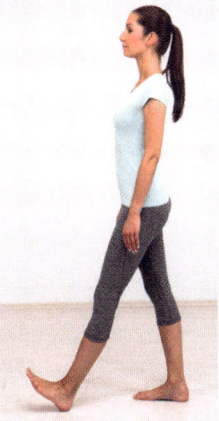

durchstrecken. Für die maximale Dehnung das rechte Bein so weit beugen, dass die linke Ferse gerade noch nicht abhebt, was durch das bewusste Strecken des linken Knies verhindert wird.

Schritt 2: Nun mit dem Ballen des linken Fußes möglichst stark in den Boden drücken, als ob der Fuß abgesenkt werden soll. Spannung wieder lösen.

Schritt 3: Wieder normal hinstellen und den linken Fuß auf der Ferse etwas vorne aufsetzen. Nun ziehen Sie aktiv noch einmal mit aller Kraft bei voll durchgestrecktem linken Knie den linken Ballen und die Zehen zum Schienbein. Den maximal erreichbaren Winkel bewusst abspeichern.

Hinweis

Eine Variante zu der Übung finden Sie auf Seite 149 und im Online-Übungsbereich: www.liebscher-bracht.com/rds.

Welche Rollmassagen und Übungen bei welchen Beschwerden?

Wir empfehlen Ihnen, bei Schmerzen oder Einschränkungen jeder Art auf jeden Fall die Faszien-Rollmassage und/oder die Schmerzfrei-Übungen zu versuchen. Sie werden feststellen, dass unsere »Werkzeuge« auch bei Schmerzen funktionieren, bei denen man eigentlich Schädigungen der Struktur, Verschleiß oder Entzündungen als Ursache vermutet. Selbst bei Fibromyalgie, Weichteilrheumatismus, Morbus Bechterew oder anderen rheumatischen Krankheiten können Sie die Schmerzen meist gut beeinflussen. Folgen Sie der Devise: »Probieren geht über Studieren«.

Sollten Sie unter Schmerzen leiden, die in der Tabelle nicht aufgeführt sind, wählen Sie einfach die Zonen für die Faszien-Rollmassage und die Schmerzfrei-Übungen aus dem Bereich, in dem der Schmerz lokalisiert ist.

Bitte denken Sie jedoch daran, dass Sie bei Schmerzen, die sich nicht beeinflussen lassen, sofort einen Arzt aufsuchen sollten. Entweder gehen Sie zunächst zu einem der von uns ausgebildeten Ärzte oder Therapeuten, der sofort differentialdiagnostisch muskulärfasziale Schmerzen von anderen Schmerzen unterscheiden kann. Sollte es sich um anders verursachte Schmerzen handeln (Tumor, Herzleiden usw.) werden Sie sofort an den entsprechenden Facharzt verwiesen.

Zuordnung von Schmerzen und Diagnosen zu Faszien-Rollmassagen und Schmerzfrei-Übungen

Bereiche	Schmerzen und Diagnosen	Zonen der Faszien-Rollmassage	Schmerzfrei-Übungen
Kopf, Nacken, Hals	Migräne Kopfschmerzen Nackenschmerzen steifer Nacken Kopfdrehschmerz Schluckbeschwerden	1, 2, 3	2, 3, 4
Augen	Augenschmerzen Augenüberdruck Seheinschränkungen aller Art tränende Augen	1, 2	1, 2
Kiefer, Zähne	Kieferschmerzen Zähneknirschen Zahnschmerzen	1, 2, 3	2, 3
Brustwirbelsäule, Brustkorb	Rückenschmerzen Bandscheibenschäden Spinalkanalstenose Schmerzen zwischen den Schulterblättern Wirbelgelenksarthrose Facettengelenksentzündung Intercostalneuralgie	4, 5, 7	4, 5, 9
Zwerchfell, Atmung	Sodbrennen (Reflux) Atembeschwerden eingeschränktes Atemvolumen	4, 5, 7	4, 5, 9
Lendenwirbelsäule, Bauch	Rückenschmerzen Bandscheibenschäden Spinalkanalstenose Lumbago Hexenschuss Lumboischialgie Wirbelgelenksarthrose Facettengelenksentzündung Nierenschmerzen Bauchschmerzen Regelschmerzen	4, 6, 10	4, 6, 9, 14

Die Schmerzfrei-Übungen

Bereiche	Schmerzen und Diagnosen	Zonen der Faszien-Rollmassage	Schmerzfrei-Übungen
Schulter	Schulterschmerzen Impingement Frozen Shoulder (Schultersteife) Kalkschulter Schultergelenksarthrose	3, 5, 7, 8	7, 8, 10, 11
Oberarm, Ellenbogen	Ellenbogenschmerzen Tennisellenbogen Golferellenbogen Schleimbeutelentzündung	7, 8, 9	8, 10, 11, 12
Unterarm, Handgelenk, Hand	Karpaltunnelsyndrom Sehnenscheidenentzündung Daumen- und Fingerschmerzen Arthrose in Daumen- und Fingergelenken	8, 9	8, 11, 12
Becken, Gesäß, Hüfte	Hüftarthrose Lumboischialgie Gesäß- und Kreuzbeinschmerzen Schmerzen am Iliosakralgelenk	6, 10, 11, 12	6, 9, 13, 14
Oberschenkel, Knie	Knieschmerzen Kniegelenksarthrose Meniskus- oder Bandanriss Baker-Zyste Schleimbeutelentzündung	10, 11, 13, 14	6, 13, 14, 15
Unterschenkel, Fuß, Zehen	Schmerzen an Achillessehne, Fußgelenk, Fuß oder Zehen »Joggerschienbein« Hallux valgus Fersensporn Arthrose im Fußgelenk oder in den Zehengelenken Fußheberschwäche	14, 15	13, 14, 15

Schlusswort

Sie selbst haben großen Einfluss darauf, ob Sie krank oder gesund sind oder werden, ob Ihr Körper immer eingeschränkter oder immer beweglicher wird, ob Sie unter Schmerzen leiden oder schmerzfrei sind. Die Geschichten unzähliger Patienten bestätigen uns dies immer wieder. Unsere Funktion sehen wir darin, Ihnen Hilfe zur Selbsthilfe zu geben. Im alten China wurde die Fähigkeit der Ärzte vor allem daran gemessen, ob Ihre Patienten gesund blieben. Das ist auch unser Anliegen.

Sie haben es in der Hand

Natürlich besteht die Aufgabe von Ärzten und Therapeuten auch darin, eine Krankheit zu behandeln und die Gesundheit wieder herzustellen. Doch wenn sie dabei erfolgreich sein sollen und wenn Sie gesund bleiben möchten, sind Sie gefragt. Ihr Verhalten ist entscheidend.

Dazu müssen Sie nur etwas über die Zusammenhänge zwischen Lebensführung und Krankheitszuständen wissen – was im Grunde genommen zu den wichtigsten Dingen gehört, die jeder Einzelne von Kindesbeinen an erfahren und lernen sollte. Wir möchten den Menschen dieses Wissen vermitteln. Wir möchten Ihnen so früh wie möglich die Informationen geben, die Sie benötigen, um Ihre Gesundheit, Beweglichkeit und Schmerzfreiheit selbst zu erhalten und bei Bedarf wieder herzustellen.

Daher geht es in diesem Buch um die Schmerzfreiheit und Gesundheit nicht nur Ihres Bewegungsapparates, sondern Ihres gesamten Körpers. Mit der Faszien-Rollmassage und den Schmerzfrei-Übungen behandeln Sie nicht nur gezielt Ihre Beschwerden, sie wirken sich auf Ihr gesamtes menschliches Sein aus.

Sie meinen, wir versprechen zu viel? Werden Sie aktiv, und erleben Sie, dass es funktioniert.

Zu unserem Schmerzfrei-Programm gehört der Blick auf das Ganze, es werden die Lebensumstände, die Ernährung und die Psyche mit einbezogen.

Mit diesem Buch halten Sie die Informationen in den Händen, mit denen Sie selbst dafür sorgen können, dass Sie immer weniger Schmerzen oder Verspannungen empfinden, dass Sie bis ins hohe Alter beweglich bleiben können und dass Sie einen hohen gesundheitlichen Status erreichen und halten.

Tun Sie all das, was Sie hier gelesen haben. Probieren Sie es aus. Sie werden überrascht sein, wie einfach es ist und wie es immer einfacher wird. Sie werden am eigenen Leib die vielfältige Wirksamkeit erfahren.

Entdecken Sie völlig neue, vielleicht bisher ungeahnte Möglichkeiten, sich selbst Gutes zu tun!

Vier Jahre nach Erscheinen dieses Buches veröffentlichten wir eine dritte Selbsthilfetechnik, die Light-Osteopressur. Das ist die Laienvariante der Osteopressur, die unsere Teilnehmer in der Ausbildung zum Schmerztherapeuten nach Liebscher & Bracht lernen. Seitdem veröffentlichen wir Videos mit dieser Selbstbehandlung mit unserem speziell dafür entwickelten »Drücker-Set« im kostenfreien YouTube-Kanal Liebscher-Bracht.

Die Schmerztherapie nach Liebscher & Bracht

Das Ziel ist Gesundheit
Das Ziel der von uns entwickelten Schmerztherapie ist Gesundheit. Wir möchten möglichst vielen Menschen auf gesunde, natürliche Art und Weise Hilfe zur Selbsthilfe geben, damit sie bis ins höchste Alter schmerzfrei, gesund und beweglich sein können.

Die dazu seit 1986 entwickelten Werkzeuge
Eine **Schmerztherapie**, die ohne Medikamente und Operationen eine bislang nicht für möglich gehaltene Wirkung zeigt.

Eine **Bewegungstherapie**, um die so erreichte Schmerzfreiheit dauerhaft halten zu können, die Beweglichkeit wieder herzustellen und Verletzungen vorzubeugen.

Eine **Gesundheitstherapie**, die mit einer speziellen Ernährungs- und Entgiftungstherapie sowie bewusster Lebensgestaltung die Selbstheilungskräfte des Menschen und seine Gesundheit optimiert.

Für Patienten und Gesundheitsoptimierer
Bei Krankheiten und Schmerzen können sich Patienten zunächst von Liebscher-&-Bracht Therapeuten mit unseren Basis-Therapien behandeln lassen. Greifen diese Therapien, können Medikamente, Operationen und künstliche Gelenke oder Fremdorgane vermieden werden. Sind Krankheiten oder strukturelle Schädigungen zu weit fortgeschritten, überweisen wir zu Spezialisten.

Für Gesundheitsberufe
Wir bilden Ärzte, Heilpraktiker, Physio- und andere Therapeuten in unseren Therapien aus und bauen seit 2007 ein Netzwerk in Deutschland, Österreich und der Schweiz auf, dem mittlerweile etwa

Schlusswort

2.500 Liebscher-&-Bracht Therapeuten angehören. Stetige Qualitätssicherung und Weiterbildung durch unsere Zentrale sorgen für bestmögliche Behandlungsergebnisse.

Aufklärung und Schulung
Wir möchten Patienten und die Bevölkerung durch die Verbreitung der von uns entwickelten Gesundheitsstrategien so weit wie möglich unabhängig, selbstbestimmt und entscheidungsfähig machen. Vorträge, Bücher, DVDs, Selbsthilfe-Seminare, Online-Kurse, kostenfreie YouTube-Videos und individuelle Betreuung bieten für jeden das Richtige.

Liebscher & Bracht in Bad Homburg
Im Liebscher-&-Bracht-Gesundheitszentrum wird das gesamte Spektrum unserer Therapie angeboten, im Büro befindet sich das Entwicklungs- und Verwaltungszentrum. Die Ausbildungen und Weiterbildungen finden im Ausbildungszentrum statt.

In diesem Buch lernen Sie, sich bei Schmerzen und eingeschränkter Bewegung selbst zu helfen. Wenn Sie unsicher sind, lassen Sie bei einem von uns ausgebildeten Arzt oder Therapeuten abklären, ob Ihr Problem wirklich muskulär-fasziale Ursachen hat. Möchten Sie die Schmerzfrei-Übungen regelmäßig unter Aufsicht trainieren, besuchen Sie eine unserer Liebscher-&-Bracht-Gruppen. Bei Fragen irgendwelcher Art, besuchen Sie unsere Internetseite, einen unserer Therapeuten oder kontaktieren Sie unser Büro. Wir informieren Sie gerne.

Wenn Sie mehr wissen möchten

Weiterführende Informationen finden Patienten sowie interessierte Ärzte und Therapeuten auf unserer Internetseite:
www.liebscher-bracht.com

Neben vielen Informationen zu unserer Therapie und zu der Ausbildung gibt es dort auch die Möglichkeit, einen der von uns ausgebildeten Schmerzspezialisten zu finden.

Das Faszien-Rollmassage-Set mit zwei Kugeln und zwei Rollen mit Flankenintensivierung und Stabilisierungsmulde, Übungsschlaufen, DVDs mit Anleitungen zu den Engpassdehnungen, das 11-teilige Drückerset sowie andere, Ihre Schmerzfreiheit und Gesundheit unterstützende Hilfsmittel, können Sie im Liebscher-&-Bracht-Shop bestellen.
www.liebscher-bracht.com

Wenn Sie mehr wissen möchten

Unser Serviceteam steht Ihnen für Fragen zur Verfügung

E-Mail: info@liebscher-bracht.com
Telefon: +49 6172 13959 - 89
Fax: +49 6172 13959-27

Anschrift:
Liebscher & Bracht Büro
Kaiser-Friedrich-Promenade 111
D 61348 Bad Homburg

Die Gesundheitspraxis Dr. med. Petra Bracht und das Liebscher-&-Bracht-Gesundheitszentrum erreichen Sie unter
Telefon: +49 6172 171 050
E-Mail: info@DrPetraBracht.de

Anschrift:
Liebscher & Bracht Büro
Kiesseleffstr. 10
D 61348 Bad Homburg

Vielen Dank

Wir bedanken uns bei allen, die direkt oder indirekt zum Entstehen dieses neuen Buches beigetragen haben.

Wir danken den Patientinnen und Patienten, die uns immer wieder sagen, dass sie gerne selbst »Hand an sich legen« würden, um ihre Schmerzen zu behandeln.

Wir bedanken uns bei denjenigen, die unser Buch »Der Schmerz-Code« gelesen haben und darin Anweisungen zur Selbsthilfe vermissten. Das hat uns gezeigt, dass auch Leserinnen und Leser, die unsere Therapie noch nicht erfahren haben, daran interessiert sind, eigenverantwortlich mit ihren Schmerzen umzugehen. Dies war für uns der Anlass, aus der Osteopressur, die unsere Liebscher-&-Bracht Schmerztherapeuten einsetzen, eine Laienvariante zu entwickeln, die wir Faszien-Rollmassage tauften und die wir in diesem Buch beschreiben.

Wir bedanken uns bei den von uns ausgebildeten Therapeutinnen und Therapeuten sowie den Bewegungslehrerinnen und Bewegungslehrern, die unser Wissen täglich anwenden und ständig kleine »Wunder« vollbringen, die sich stetig weiterbilden, um immer besser und wirksamer therapieren und unterrichten zu können.

Und wir bedanken uns bei den Verantwortlichen des Goldmann Verlages, die den Wert unserer Inhalte für die Leserinnen und Leser erkannten, bei Herrn Ehrlenspiel dem Verlagsleiter, bei Frau Stechele für ihre Betreuung und bei Frau Gillich-Beltz für das engagierte Lektorat.

Wir alle arbeiten zusammen an einer großartigen Sache!

Ergänzung im Winter 2018/19

Es ist unfassbar – wir freuen uns unglaublich über die unzähligen Fans und Schmerzleidenden, die unsere Therapie und unsere Selbsthilfetechniken nutzen. Danke an mittlerweile über 350.000 YouTube- und 400.000 Facebook-Abonnenten, die unsere Übungsvideos schon über 60 Millionen Mal angeklickt haben und zu 98 Prozent völlig begeistert von der Wirkung sind.

Danke auch an unsere Dozenten, die uns dabei helfen, die vielen interessierten Ärzte, Heilpraktiker und Physiotherapeuten auszubilden. Alleine würden wir die ständig zunehmende Nachfrage schon längst nicht mehr bewältigen.

Größter Dank gilt unserem Sohn Raoul, der es uns erst möglich gemacht hat, dass wir uns mittlerweile voll auf die Inhalte – ausbilden, Artikel und Bücher schreiben, Weiterentwicklung der Therapie und Selbsthilfetechniken, Vorträge, Auftritte in Funk und Fernsehen, Videos drehen – konzentrieren können.

Und alles Danke nach oben, denn ohne diese Unterstützung könnten wir unsere große Vision »ein schmerzfreies Leben für jeden Menschen« niemals erfüllen.

Petra Bracht und Roland Liebscher-Bracht

Glossar

100 Prozent Bewegung (100%Bewegung): Dieser Begriff steht für die Nutzung aller genetisch »eingebauten« Möglichkeiten des Menschen, sich zu bewegen. Alle Winkel aller Gelenke und deren Kombinationen ergeben 100 Prozent. Dass die meisten Menschen heute nur ungefähr 10 bis 20 Prozent dieser Möglichkeiten nutzen, ist der Hauptgrund für Schmerzen, Verschleiß und Krankheiten.

Alarmschmerz: Liebscher & Bracht fanden heraus, dass es sich bei über 90 Prozent der heute am häufigsten auftretenden Schmerzen um Alarmschmerzen handelt, die vom Gehirn »geschaltet« werden, um Arthrose, Bandscheibenvorfälle usw. zu verhindern.

Basalganglien: Eine Region im Gehirn, in der die Bewegungsmuster, die der Mensch trainiert, abgebildet werden.

Engpassdehnungen: Liebscher & Bracht fanden 27 Engpässe, an denen die muskulär-faszialen Verkürzungen ihre zerstörende Wirkung entfalten. Dafür entwickelten sie 27 Engpassdehnungen, mit denen Schmerzpatienten sich nach der Osteopressur dauerhaft schmerzfrei halten können. Jede Engpassdehnung besteht aus 7 systematisch aufeinander folgenden Schritten, die bestmögliche Dehnung und gleichzeitige Kräftigung ermöglichen.

Glossar

Faszien: Bindegewebe.

FaYo: So heißt die ganzheitliche Lifestyle-Bewegung, die auf den Prinzipien von Liebscher & Bracht beruht und die drei Säulen (gesunde Bewegung, gesunde Ernährung und gesunden Geist) trainiert und zu einer Lebensführung vereint. Sie erweckt die in uns allen schlummernden und oft massiv unterdrückten Selbstheilungskräfte und ist dazu in der Lage, sie zur vollen Entfaltung zu bringen. Der Ausblick von FaYo ist die Erkenntnis, dass Menschen, die mit sich, mit ihrem Leben und mit ihrer Gesundheit bestmöglich umgehen, automatisch dafür sorgen, dass viele der problematischen Entwicklungen, die auf der Erde im Gange sind, sich als Folge automatisch entschärfen oder sogar beginnen sich aufzulösen.

Fibroblasten: Zellen im Fasziengewebe, die permanent die unendlich vielen feinsten Faszienfäden spinnen und beseitigen. Und damit die geometrische Struktur der Faszie, gemäß den Bewegungsreizen die gesetzt werden, anpassen.

Flankenintensivierung: So tauften wir die umlaufende Vertiefung in der Mitte der Medi-Rolle. Sie wurde von Liebscher-&-Bracht entwickelt und dient der Schonung der Knochen- und Sehnenstrukturen, die dicht an der Oberfläche liegen. Gleichzeitig ermöglicht sie direkt neben der Wirbelsäule, des Oberschenkelknochens oder der Achillessehne ein tieferes Eindringen und dadurch größere Effekte.

Kontraktion: Das Zusammenziehen von Muskelfasern oder den kontraktilen Elementen der Faszie.

Glossar

Liebscher-&-Bracht Motion: So heißt die Bewegungslehre bzw. Bewegungstherapie, die Liebscher & Bracht entwickelt haben. Sie wurde parallel zur Schmerztherapie entwickelt und enthält in systematisierten Übungen alle Dehnungen, Kräftigungen und muskulären Ansteuerungen, die der Mensch benötigt, damit sein Bewegungsapparat bis ins hohe Alter schmerzfrei, beweglich und gesund bleibt.

Liebscher-&-Bracht: Abkürzung für Liebscher und Bracht.

Myofibroblasten: Zellen im Fasziengewebe, die kontrahieren und dadurch die Faszien mit erhöhter Spannung versehen können. Nach dem aktuellen Forschungsstand wird die Kontraktion durch die Übersäuerung der Zwischenzellflüssigkeit ausgelöst.

Muskulär-fasziale Struktur: Die Muskelfasern sind ebenso wie der gesamte Muskel von Faszienschichten umhüllt. Faszien sind unendlich weit verzweigte dreidimensionale Netze, die dem Körper seine Form geben, alles zusammenhalten und letztlich jede Zelle mit allen anderen verbinden.

Osteopressur: Auch Schmerzpunktpressur genannt. Eine manuelle Liebscher-&-Bracht Drucktechnik, mit der Alarmschmerzrezeptoren geschaltet werden. Dadurch werden im Gehirn Programme gelöscht, die Muskeln mit zu hoher Anspannung versehen. Durch diesen »Reset« schaltet der Körper den Schmerz ab.

Schmerzfrei-Übungen: Engpassdehnungen, die weniger als die 7 Schritte enthalten, aber auch schon gute Wirkungen zeigen. Im vorliegenden Buch werden 3 Schritte genutzt.

Verkürzungen: Wenn Muskeln und Faszien über Jahre nicht über ihre gesamte Länge genutzt werden, entfalten sie immer mehr Widerstand dagegen, ihre genetisch vorgegebene Maximallänge einzunehmen. Dieser verkürzende Effekt kommt durch Verfilzungen und andere Anpassungen an das Nicht-Bewegen zustande und kann durch Dehnen und andere Trainingsmaßnahmen wieder umgekehrt werden.

Register

100% Bewegung 28, 42, 163

A
Abfallstoffe 22, 63
Abklemmen, Gefäße und Nerven 31
Ablagerungen 25
Abwehrreaktionen 49
Achillessehne 153
Agonisten 28
Akupunktur 37, 44
Akutmaßnahmen 47, 57
Alarmschmerzen 18, 24, 27, 29, 33, 64, 109, 163
Antagonisten 28
Arthrose 29, 33 f., 40, 152 f.
Arzt 19, 109, 151
Atembeschwerden 152
Ätherische Öle 58
Augenschmerzen 152
Augenüberdruck 152

B
Baker-Zyste 153
Bandanriss 153
Bänder 26, 29
Bandscheiben 31
Bandscheibenschäden 17, 39, 152

Bandscheibenvorfall 33 f., 110
Bauchschmerzen 152
Beckenschiefstand 34
Belastungen, psychische 19, 42, 53
Beweglichkeit 20, 26, 108, 110
Bewegung, einseitige 22, 26, 30
Bewegungsmangel 22, 30
Bewegungspotenzial 21
Bewegungssensoren 24
Bewegungsspielraum, eingeschränkter 26
Bindegewebe siehe Faszien
Bioresonanz 37
Blut 21
Blutkreislauf 22

D

Daumenschmerzen 153
Dehnungspositionen 108
Durchblutung 28, 63
Durchblutungsstörungen 31

E

Einseitige Bewegung 22, 26, 30
Elastin 24
Elastizität 26
Elektrosmog 52
Elektrostimulation 36
Ellenbogenschmerzen 153
Energetische Blockaden 44
Engpässe, muskulär-fasziale 30
Engpassdehnungen 18 f., 48, 163
Entspannungstechnik 20
Entzündungen 33, 58
Entzündungsreaktionen 50
Erbanlagen 35
Ernährung 19, 44, 51

Ernährungsempfehlungen 52
Erstverschlimmerung 111

F
Facettengelenksentzündung 152
Faszien 23 ff.
Faszien-Rollmassage 27, 48
- Dosierung 67
- Einsatzbereiche 65 ff.
- Rolltechnik 70 f.
- Rollwerkzeuge 67
- Schmerzbereiche 152
- Übersicht 73
- Verfahrenshinweise 67 ff.
- Wirkungen 63 ff.

Fehlspannungen, muskulär-fasziale 18
Fersensporn 153
Fibromyalgie 36, 41, 45, 50
Fingerschmerzen 153
Frozen Shoulder 153
Fußheberschwäche 153

G
Gelenke 28
Gelenkentzündung 34
Gelenkverschleiß 26
Gesäßschmerzen 153
Gesundheitsberufe 157
Giftstoffe 25
Gleitwirbel 34, 39
Golferellenbogen 153

H
Hallux valgus 153
Hexenschuss 152
Hilfsmittel 20 f.

Homöopathie 37, 44
Hüftarthrose 153

I
Iliosakralgelenk 153
Impingement 153
Intercostalneuralgie 152
Irrtümer bzgl. Schmerzen 38 ff.

J
Joggerschienbein 153

K
Kalkschulter 153
Kapillaren 21
Kapseln 26, 29
Karpaltunnelsyndrom 153
Kieferschmerzen 152
Kniegelenksarthrose 153
Knieschmerzen 153
Kollagen 24
Kopfschmerzen 152
Körperwahrnehmung 64, 108
Krankenversicherungen 17
Kreuzbeinschmerzen 153
Künstliche Bandscheibe 38

L
Leistungsfähigkeit 110
Liebscher-&-Bracht 164
Liebscher-&-Bracht Motion 37, 49, 157, 164
Liebscher-&-Bracht Schmerztherapie 43, 66, 107, 157
Lumbago 152
Lumboischialgie 152
Lymphe 21
Lymphstau 31

Register

M
Magnetresonanzverfahren 36
Manualtherapeutische Verfahren 36
Massagen 26, 36
Mechanorezeptoren 18
Meniskusablösung 29
Meniskusriss 153
Migräne 152
Morbus Bechterew 45, 50
Multiple Sklerose 45
Muskelkater 20
Muskeln 24, 26, 28 ff.
Muskelspannung, erhöhte 34, 37 ff., 64
Muskelverkürzungen 29, 164
Muskulär-fasziale Struktur 164

N
Nackenschmerzen 152
Nährstoffaustausch 22, 63
Nährstoffe 22, 25, 31
Nerven 26
Nervenreizung 33
Nierenschmerzen 152

O
Operationen 35 f., 111
Organgewebe 22
Orthopäde 35
Osteopressur 18, 36, 42, 64, 164

P
Physiotherapie 37

R
Regelschmerzen 152
Reich, Wilhelm 42

Reize 27
Rezeptoren 18, 27, 29
Rheumatische Erkrankungen 50
Rollwerkzeuge 70, 159
Rückenschmerzen 17, 30, 43, 152

S
Schädigungsschmerz 34
Schadstoffe 52 f.
Schleimbeutelentzündung 29, 153
Schluckbeschwerden 152
Schmerzbehandlung
– Arme, Hände 60, 89 ff., 135 ff.
– Augen 116 ff.
– Bauch 60, 80 f., 132 f.
– Beine, Füße 60, 105 f.,140 ff., 148 ff.
– Brust, oberer Rücken, Atmung 60, 129 ff.
– Gesäß 60, 99 f., 125 ff.
– Hals, Nacken 60, 78 f.
– Kopf 60, 74 ff., 120 f.
– Oberer Rücken 82 f.
– Oberschenkel 61, 94 ff., 101 f., 144 ff.
– Schmerzfrei-Übungen 109 ff.
– Schulter 60, 86, 128, 134
– Unterer Rücken 60, 84 f.
– Unterschenkel 103 f.
– Wirbelsäule 122 f.
– Zwerchfell 124
Schmerzen
– chronische 17, 41, 50
– Erklärungsansätze 35
– Irrtümer 38 ff.
– multimodales Modell 36
– Psyche 35
– Therapien 36

- Übersicht 152
- verstärkende und lindernde Faktoren 38

Schmerzen zwischen Schulterblättern 152
Schmerzfreiheit 26
Schmerzfrei-Programm, Stufen 47 ff.
Schmerzfrei-Set 70, 159
Schmerzfrei-Übungen 27, 58, 164
- Dosierung 112
- Durchführungshinweise 110
- Erstverschlimmerung 111
- Schmerzübersicht 152
- Übersicht 114
- Wirkung 107 ff.

Schmerzgedächtnis 27, 41
Schmerzmittel 40
Schmerzrezeptoren 24
Schmerztherapeuten 43
Schmerztherapie 18
Schmerzursachen 28 ff.
Schonung 21
Schultergelenksarthrose 153
Schulterschmerzen 153
Seheinschränkungen 152
Sehnen 28 f.
Sehnenscheidenentzündung 153
Selbstbehandlung 64
Sensibilitätsstörung 39
Sitzen 30
Skoliose 34
Sodbrennen 152
Spinalkanalstenose 17, 34, 39, 152
Stoffwechselprozesse 25, 63
Stoßwellentherapie 36
Stress 49

T

Taubheit 31
Tennisellenbogen 153
Therapeut 19, 109, 151
Totalendoprothese 38
Tränende Augen 152
Transportflüssigkeiten 21

U

Überlastungsschmerz 32
Übersäuerung 50
Umprogrammierung der Muskulatur 27, 37, 107
Umweltfaktoren 19, 44, 51
Unflexible Faszien 26
Unterstützungsmaßnahmen 21

V

Verfilzte Faszien 26
Verhaltensbeschränkungen 20 f.
Verkalkung 34
Verkürzte Faszien 26
Verletzungsgefahr 50
Vermeidungsstrategien 20
Verschleiß 29

W

Wärmebehandlung 47, 57
Wirbelgelenksarthrose 17, 152
Wohlfühlschmerz 72, 112

Z

Zähneknirschen 152
Zahnschmerzen 152
Zentralnervensystem 27
Zielgruppe, Schmerztherapie 19 f.
Zwischenzellflüssigkeit 22, 25, 63

Heilen Sie sich selbst von Rückenschmerzen!

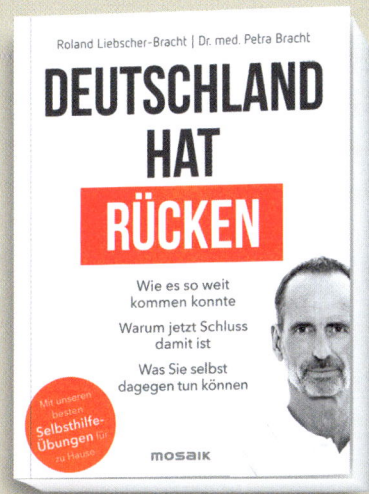
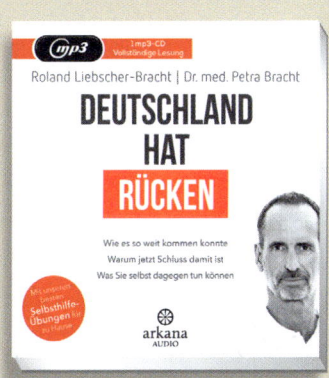

Rückenschmerzen sind die Volkskrankheit Nr. 1. Ob beim Stehen, Sitzen, Gehen oder Schlafen, wer unter Rückenschmerzen leidet, dem wird jede Bewegung zur Qual. Die Schmerzspezialisten und Bestsellerautoren Dr. med. Petra Bracht und Roland Liebscher-Bracht haben eine bahnbrechende Methode entwickelt, um Rückenschmerzen loszuwerden. Die beste Nachricht: Sie als Betroffener können sich selbst heilen – mit den wirkungsvollen Übungen und neu entwickelten Techniken der Selbst-Therapie von Liebscher & Bracht.

400 Seiten
978-3-442-39344-2
Auch als E-Book erhältlich

mosaik
www.mosaik-verlag.de

1 mp3-CD
978-3-442-34725-4
Auch als Download erhältlich

Alles, was für ein Leben ohne Schmerz wichtig ist.

Mit sensationell einfachen und wirksamen Übungen für zu Hause.

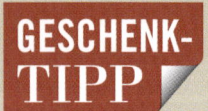

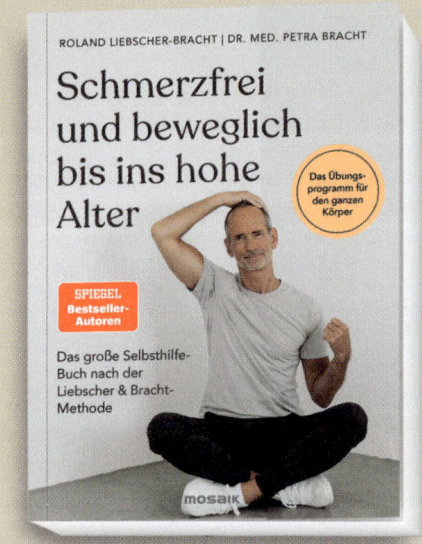

Fit und vital bis ins hohe Alter mit dem neuen, großen Standardwerk von Liebscher & Bracht! Die Schmerzspezialisten und Bestsellerautoren Dr. med. Petra Bracht und Roland Liebscher-Bracht zeigen, wie Sie dank ihrer bahnbrechenden Methode Tag für Tag in Bewegung bleiben und Schmerzen vorbeugen. Wissenschaftliche Erkenntnisse zu Schmerztherapie, Bewegung und Ernährung werden um ganz konkrete Tipps und die besten Selbsthilfe-Übungen für alle 12 Schmerzbereiche ergänzt. Ihr Weg raus aus dem Schmerz!

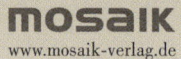

www.mosaik-verlag.de

480 Seiten
978-3-442-39394-7
Auch als Hörbuch und E-Book erhältlich